健康 Smile 73

Smile73

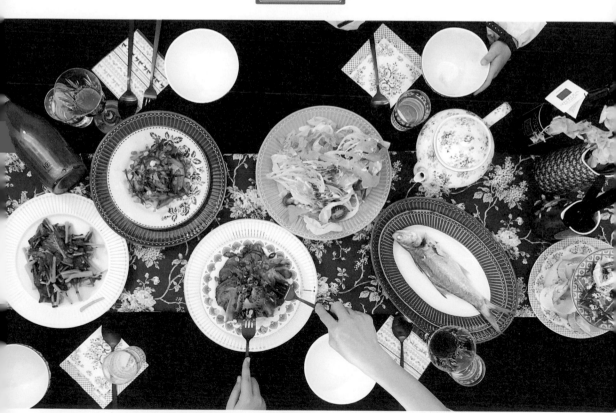

第一次

減醣生酮就上手
完美燃脂菜單 *106* 道
在地人、外食族超實用 練酮祕笈

暢銷增訂版

曾心怡（花花老師）／著　張誠徽營養顧問　謝旺穎醫師／審定

健康 Smile 73 第一次減醣生酮就上手（暢銷增訂版）
在地人、外食族超實用練酮祕笈，完美燃脂菜單106道

作 者	曾心怡（花花老師）
人物攝影	Phi Edward
封面設計	林采瑤
特約美編	李緹瀅
主 編	高煜婷
總 編 輯	林許文二

出 版	柿子文化事業有限公司
地 址	11677臺北市羅斯福路五段158號2樓
業務專線	（02）89314903#15
讀者專線	（02）89314903#9
傳 真	（02）29319207
郵撥帳號	19822651柿子文化事業有限公司
投稿信箱	editor@persimmonbooks.com.tw
服務信箱	service@persimmonbooks.com.tw

業務行政	鄭淑娟、陳顯中

初版一刷	2018年06月
二版一刷	2021年01月
定 價	新臺幣399元
I S B N	978-986-99768-1-7

國家圖書館出版品預行編目(CIP)資料

第一次減醣生酮就上手（暢銷增訂版）:在地人、外食族超實用煉酮祕笈，完美燃脂菜單106道／曾心怡（花花老師）著. -- 一版. -- 臺北市：柿子文化, 2021.01
面；　公分. -- (健康smile ; 73)

ISBN 978-986-99768-1-7(平裝)
1.健康飲食2.食譜

411.3　　　　　　　　　　　　　　　109020483

中華低醣生酮推廣協會
推薦用書

　　中華低醣生酮推廣協會是臺灣第一個正式的生酮飲食組織，希望能藉由協會的力量協助想要透過生酮飲食重拾健康的民眾。協會由一群各領域專業人士所共同成立，每個人都有實務的生酮飲食經驗，並有專業醫學背景作為執行依據，再以生活化的方式執行，從理論跟實務提供大眾正確的資訊與方法，提供實用食譜，疑問解答，辦理各地酮協會、讀書會、健康講座、廚藝教室、油品分析、食材教育、生酮健身等課程。

f 粉絲團

酮生活Keto Lifestyle

f 社團

酮生活Keto Lifestyle

減醣生酮飲食必備祕笈

具名推薦

郭葉璘醫生，壢新醫院影像醫學科主任
郭漢聰醫生，「身與心的平衡」網站站長
薛維中，整合身心健康研究與推廣者／FB酮樂會社團版主

佳評如潮

記得八個月前跟花花老師第一次碰面時，討論想要出版一本生酮飲食專用的食譜，現在終於完成了！市面上有這麼多低醣生酮食譜，為什麼還要再出一本？這本食譜又有什麼不同呢？拿到食譜的完稿，我真的被震撼了，因為這已經不只是一本食譜，它可以說是生酮飲食的教戰手冊了！

花花老師真的非常用心，不但親身執行生酮飲食，瞭解生酮飲食中的魔鬼細節，而且從一個體驗執行者的角度，再加上她多年料理教學的經驗，鉅細靡遺的交代了廚具、食材、醬料、油品，甚至外食、素食、甜點以及飲品該如何採買製作，看完以後，我只能說，這是每一位生酮飲食者必備的實戰工具書，真的是第一次生酮就上手了！

感謝花花老師的用心！也很榮幸可以參與這本食譜的一小部分，這本書在幾位醫師的把關之下，有足夠的專業度與精準度，絕對是值得收藏的生酮飲食工具書！

張誠徽，醫學顧問

經營餐廳十九年，一直都走自己的路，美味是必需的，環境要溫馨，服務要有愛，相信有生命的食物會說話，是可以和身體的細胞對接的，飲食是文化，更是一種生活風格，追求美好是一種本能，但需要學習才有效率。生酮飲食是一種非主流但卻最接近老祖宗智慧的飲食法，潔淨無汙染的食物、天然多元的油脂及古老的海岩（岩鹽），如此簡單（您會說這是餐飲人本位主義的說法），但一般忙碌的現代人可能毫無頭緒（其實是泡麵吃多了、速食吃多了）。

別慌亂，花花老師以自身的生酮飲食心得和多年的烹飪教學經驗，整理出一本有系統的食譜工具書（在餐飲江湖而言，像是一本練生酮的武功祕笈），真的給力，不論烹飪高手還是新酮學，都能一看就明白，而且很容易操作……，重點是——不只生酮，還很美味！

與花花老師談起如何過「酮生活飲食」，她快人快語，首先從醬料入手，不論葷素皆宜，中西口味皆可，看來，如果此本食譜書暢銷，可能酮學們只會到我的餐廳買油和鹽了……。

酮學們，祝福你超幸運的，第一次生酮就上手。

張仁馨，荷風中國菜餐廳創辦人

生酮飲食為中年肥胖、三高及糖尿病潛在患者帶來了巨大的福音，它是一種簡單又有效的減肥及治病的方法。生酮飲食容易入手，但要持之以恆，甚至要依此過著多變、美味的日子卻不容易。花花老師的這本新書用心、精緻又獨具特色。如果你想要長期過一個細緻的、高品質的、多變化的酮生活，那麼它將是你最好的指引工具之一。

本書分成五大部分，幾乎囊括了生酮餐飲上必備的資訊，比現有介紹生酮餐點的書籍更完整、更豐富、更多變、更具有在地的特色，如果你喜愛烹調，請仔細按照本書所建議的原則、工具、食材、醬料、菜色、甜點等方式一一著手，你將不只能夠體認到生酮飲食帶給自己更健康的身體——無需澱粉及糖類，也能使你的人生充滿了美好與滋味。

鄭政秉博士，國立雲林科技大學財金系副教授兼推廣教育中心主任

做生酮飲食諮詢這麼長的日子以來，我常常遇到酮伴們在做「自以為」的生酮，很煩惱的來諮詢後，才懊悔應該早點來諮詢，這些「自以為」狀況如下：

▶ **喝防彈等於在生酮**：有許多酮伴每天早上一杯防彈咖啡、防彈紅茶取代早餐……，就認為自己在執行生酮飲食了，這真是天大的誤會啊！所謂的生酮飲食，是能讓身體產生酮體的飲食，如果身體沒有產生酮體，喝十杯防彈咖啡也不能稱為生酮飲食。

▶ **生酮飲食一定要斷食**：生酮飲食不一定要斷食，斷食也不一定等於生酮飲食，這是兩件事。我們可以發現，許多酮伴們穩定生酮著，卻從來沒有斷食過；當然，也有些酮伴執行生酮飲食一段時間後，便自然而然地因為飢餓感降低，就默默的跳餐了

▶ **只要不吃澱粉及糖，就是生酮飲食**：再重複的說一遍，生酮飲食是能讓身體產生酮體的飲食方式。因此，即使你完全沒有吃糖與澱粉，沒有產生酮體，就不叫生酮飲食。

▶ **生酮飲食只要比例對了，不用在意細節**：這點發生在非常多酮伴身上：「我依照食物的營養標示去計算，很嚴格的調整自己飲食的比例，讓飲食的比例符合書上所說的5%、20%、75%，也確實生酮了，但為何血液檢查報告改善有限，甚至體重也卡關了？」這其實也是許多人生酮後仍小毛病不斷的關鍵。

▶ **認為使用MCT或酮飲料產生酮體，就叫生酮飲食**：MCT（中鏈脂肪）因為不需經過肝臟代謝，就能直接被身體使用，進而產生酮體，因此，許多執行生酮飲食的酮伴為了快速得到酮體，就大量補充MCT油或使用酮飲料，這樣其實並不叫做生酮飲食。

　　每當遇到這樣的酮伴時，我就好希望有一本食譜書，讓酮伴們看著、照著做，他可以依照食譜上的搭配，簡單的讓生活中的餐食都達到執行生酮飲食的比例，更可以透過實際的操作，慢慢的將生酮飲食的正確概念融入到自己的生活中。如今，這個願望終於實現了，真是感謝柿子文化慧眼識英雄，更感謝花花老師這麼長日子的辛苦。

　　要執行生酮飲食，又不想做錯的朋友們真的有福了。本書集結了花花老師執行生酮飲食的精華，每一道菜都精心地為酮伴們計算份量、計算比例，甚至注意到食材的搭配、季節食物的更替等等，就是為了讓你戰勝魔鬼，吃得開心、吃得滿足，更吃得正確！我真心的認為，這是人人都該備上一的本好書。

謝旺穎醫師，前謝旺穎親子診所院長

專家介紹

張誠徽 醫學顧問

　　過去曾擔任國內多家生物科技公司醫學顧問，研究自然醫學二十餘年，擁有美國自然醫學醫師資格，專精領域為營養免疫學、量子醫學、生酮飲食、順勢療法、氫分子醫學、頻率治療、生物信息醫學、幹細胞再生醫學等多領域整合醫學。整合醫學在美國已經是醫療費用支出的正式項目，在慢性病的世代，整合醫學扮演重要的角色，生酮飲食更是未來健康飲食的主流！張醫師目前為中華低醣生酮協會發起人之一，同時也是Facebook上粉絲頁「酮生活 KetoLifeStyle」的駐站作家，希望透過講座跟讀書會的方式推動生酮飲食的教育，讓生酮飲食生活化，進而幫助大家重獲健康。

謝旺穎 醫師

　　畢業於臺北醫學大學，在馬偕醫院小兒感染科完成訓練後，便至基層診所服務。秉持著老師們傳承的傳統——不愛用藥，寧可花許多時間與病人溝通討論，以期盡量減少藥物使用。謝旺穎醫師因為自己身體的狀況開始研究營養學及飲食習慣，成功的透過細胞分子矯正醫學與生酮飲食逆轉自己的體重過重、脂肪肝、輕度腎衰竭、高血糖及痛風，並將他的良好經驗分享給病人，而謝旺穎親子診所也於二〇一七年轉型為整合醫學診所，不開西藥。除了「謝旺穎醫師的食療實驗室」（今「愛療癒實驗室」，由中華低醣生酮推廣協會理事長廖書嫻主持）外，謝醫師也是Facebook粉絲頁「酮生活 KetoLifeStyle」的駐站作家，將他的臨床經驗與相關知識轉換成淺顯易懂的文章，期望能幫助更多人了解正確飲食的重要性。

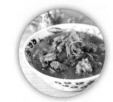

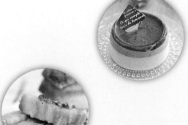

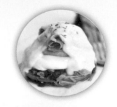

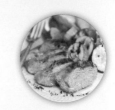

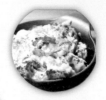

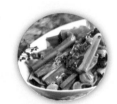

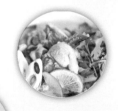

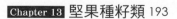

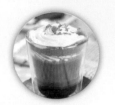
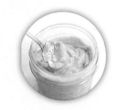
Part 5 **誰說生酮不能吃甜甜**

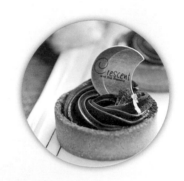

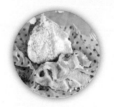

超幸運！第一次生酮飲食就上手

還記得流產的那一天，我因為沒能保護好肚子裡的寶寶哭了好久好久，之後做了身體檢查，才知道我膽固醇過低。

原來我膽固醇過低！

我好驚訝！不是每個人都應該要降膽固醇嗎？那段時間我一直吃紅麴的健康食品，就是想要降膽固醇並預防心血管疾病啊！

然而，醫生很慎重的告訴我，適當的膽固醇對青壯年的我們很重要，尤其我長期從事耗腦力的工作，更需要有足夠的膽固醇。因為這樣，我才瞭解到，原來我長期以來一直很容易疲勞，每晚八點半就寢，睡到早上六點半，仍然覺得睡不飽，以及後來愈來愈嚴重的暈眩，都跟膽固醇過低有關係。

醫生建議我要多吃高膽固醇的食物，但吃太多就會變胖啊！我是個呼吸就會胖的人，一直處在覺得自己太胖所以節食，又因為吃太少導致身體無法負荷，再來瘋狂大補的惡性循環中，讓我覺得好累也好沮喪。

醫生也建議我生酮飲食看看

後來，在一次的聚餐中，身旁的朋友聊到他吃生酮飲食的大轉變——記得我一年前剛認識他時，根本就是位中年大叔，不過短短一年，再相聚時我差一點就認不出來了，至少年輕了十歲！由於用餐的時間有限，他簡要地為我介紹生酮飲食，然後推薦了一本認識生酮飲食的必讀聖經：《生酮治病飲食全書》。

隔天，我剛好去拜訪了家庭醫生，順道聊到了生酮飲食，沒想到他竟然強烈建議我嘗試生酮飲食，也覺得這將會是我扭轉多年因膽固醇過低而暈眩、管理體重的好方法，讓我更有信心！可惜的是，我自恃有一點小聰明，稍微問一下醫生，隨便查了些資料，就開始用自以為正確的方式執行起「不吃碳水化合物、不吃糖的生酮飲食」——其實，才不只是這樣。

執行生酮飲食的第一週，我就瘦了三、四公斤，期間內暈眩沒再犯，連空腹喝咖啡都不再有胃食道逆流的狀況。我好驚訝，這個飲食方式真是太神奇了！然而好景不常，第七天暈眩竟然又犯了，我有一點緊張地找上酮好社團發問。真的謝謝酮好裡眾多熱心的酮學們，他們分析我的飲食狀況後提出建議——原來我吃的只是低碳飲食，初期瘦下來，應該只是脫水；至於第一週暈眩沒發作，可能是吃了不少高膽固醇食物的關係，但由於我並沒有**吃到基礎代謝率**（身體在非劇烈活動的狀態下，維持生命所需消耗的最低能量）所需之熱量，暈眩才會又開始發作！

你根本不是在吃生酮飲食!?

因為這樣，我才乖乖的去買《生酮治病飲食全書》這本生酮飲食界的聖經來研讀。對於沒有醫學背景的我來說，雖然仍覺得有點艱澀，但還是從裡面找到了幾個生酮初期會遇到的問題或易犯的錯誤。

⑴誤以為「**低碳水化合物、低糖**」就是生酮飲食：很多人並沒有依照生酮營養比例來吃，吃了兩週沒效果就認為生酮飲食對自己無效！殊不知這種吃法等於「從來沒吃過生酮飲食」，甚至「根本不認識生酮飲食」。

⑵誤以為生酮飲食＝大口吃肉減肥法——**多吃肥肉就對了**：很多人都誤以為生酮飲食就是一種大口吃肉還可以瘦的減肥法，事後才抱怨：「我每天都吃滷豬腳，超多油又超多肉，為何沒瘦沒效果？」天大的誤會啊！大口吃肥肉不單單只有吃到油，還吃進了很多蛋白質。生酮飲食必須注意蛋白質的攝取比例，**蛋白質攝取過多會導致糖質新生**（在血糖低下的時候，非碳水化合物如乳酸、丙酮酸、甘油——特別是蛋白質——轉變為葡萄糖的過程），最後體內仍有很多糖，酮體根本就沒有產生。更不用說外面賣的滷豬腳其實是最大的生酮敵人，因為滷汁一般來說都含大量的糖，你不只吃到油跟肉，糖量根本就超標了！

(3)**不願意投資一臺血酮機，來追蹤自己的酮體狀況**：很多人都認為有照著生酮飲食的營養比例吃就會「生酮」，但有時情況並不如我們所想的那麼理所當然。比方說，你的體質可能需要吃更多油才能生酮，或是你的碳水化合物耐受度很低，甚至是你沒有發現暗藏在食物當中的糖⋯⋯，最終導致身體沒能有足夠的酮體，偏偏生酮飲食所有好處的前提，正在於你身體裡有足夠的酮體，因此，如果沒有定期檢驗、檢驗、再檢驗，你可能只是「自以為生酮」，全是憑空的猜測。

(4)**你並沒有給身體足夠的時間，讓自己從燃燒血糖的體質轉為燃燒酮體的體質**：不是不吃糖與澱粉就表示身體裡沒有糖！研究報告顯示，對大部分的人來說，身體要適應以酮體為燃料，大約需要三到四週的時間。很多人十分心急，才吃一週就想要有明顯效果，其實每個人的狀況不盡相同。我個人的經驗，是撐過四週才開始漸漸習慣這個飲食方式，然後明顯的在身形出現變化；到了第八週，變化就更明顯了；真的要能穩定，則是第十二週以後的事了。

(5)**一天之內進食的頻率太高，無法忍受飢餓感**：大部分人的身體已習慣血糖降低就進食的模式，但酮體的生成必須要血糖消耗到某個程度後才會開始生成，因此一開始容易覺得餓，這很正常，此時，來一塊奶油或十五西西的好油就可以快速解除飢餓感。再來還要注意，很多人的餓只是嘴饞，甚至是壓力過大時的一種發洩方式，**其實你也許並沒有自己所想的這麼餓！**（我的經驗是：飢餓感通常就是一、二十分鐘的事，過了就不餓了，此時，你的身體也開始燃燒起脂肪，也就是──已經在瘦身啦！）

(6)**壓力過大或缺乏睡眠**：許多人對於減重的期待太高，見磅秤的數字沒減少就煩躁，質疑為何沒效果！其實壓力與睡眠不足都會讓血糖值升高，這並不利於酮體的生成，因此，放輕鬆才是生酮飲食過程中應有的態度。我一直認為，生酮飲食是一種生活態度，拒絕攝取對身體不好的食物，對自己的身體負責任，因此誠心建議大家要**以享受的態度來吃**，才能長久維持這樣的飲食方式。

　　書中的這些提醒讓我十分震驚！原來我從來沒有真正認識生酮飲食。發現到自己吃錯了之後，立馬開始調整飲食規劃與作息。另一方面，我本身就是烹飪老師，對於食材的運用及掌控度較高，因此很快的就掌握了高油脂料理的訣竅，讓自己可以快速而順利地進入「酮症」。

不要被「酮流感」打敗了！

　　同時，我也常在酮好社團爬文，在看了酮學們的眾多經驗及疑問後，我才發現自己有多幸運！由於我用很快的速度讓自己穩定「生酮」，因此不適應的狀況（即俗稱的「酮流感」，例如：疲勞、頭暈、血糖驟降、便祕、渴望碳水化合物、肌肉疼痛、運動表現不佳……）並沒有持續太久。

　　正因為這樣，我誠心建議想要嘗試生酮飲食的朋友們：不要三心二意，並且好好展現出你的意志力！同時燃燒血糖又同時燃燒酮體的過程是最辛苦的了，不舒服及不適應的時間持續過久真的容易讓人萌生退意！因此，我在這裡針對新手常遇到的幾個狀況分享我的克服小撇步：

(1) **飢餓難耐**：大多數朋友最難忍受的莫過於飢餓感，我一天會吃六百公克以上加了足夠油脂的深綠色蔬菜，油脂和足夠的纖維質都可以提供很好的飽足感，因此多種料理青菜的方式、善用各種醬料是生酮飲食的必備關鍵。若真的餓到受不了，可以吃一小塊撒上各種風味鹽的奶油，或是喝一大匙橄欖油，都有助於獲得飽足感。本書也會特別介紹蔬菜的各種料理方式，以及各式醬料如何搭配的做法。

(2) **對碳水化合物莫名的渴望**：大約在第四週的時候，有些人會對麵包、蛋糕、糖有很強烈的渴望，我個人當時就超級無敵想吃法式甜點，可是都堅持四週了，真的不想輕言放棄，因此就自己動手做法式甜點。甜點並不是一般飲食中必要的一環，但人難免會嘴饞，何況過生日等特殊節日難免也希望有糕點應景，與朋友聚會多少會希望來個甜點做為完美的Ending。因此，本書也會教大家做生酮甜點，從簡單到進階都有。若真的懶得自己動手，也可以跟有信譽的網路賣家代訂，畢竟只是偶一為之的點心，投資大量烘焙器具的確不符成本效益。
話說回來，還是衷心的建議大家要慢慢習慣沒有甜點的生活，我自己的經驗是這樣的，真的很想嚐點甜蜜滋味時，稍微吃點堅果、奶油，對甜點的渴望一下子就過去了！倒是享用生酮甜點後反而愈來愈無法克制想吃甜點的慾望——記得穩定生酮三個月左右，我不知哪根筋不對，開始嘗試每天增加一點碳水化合物，原先對碳水化合物不太有渴望的我，竟開始嘴饞，幾天後甚至無法克制，想要一直吃！這個狀況愈來愈嚴重，之後，我原本穩定在65～75的

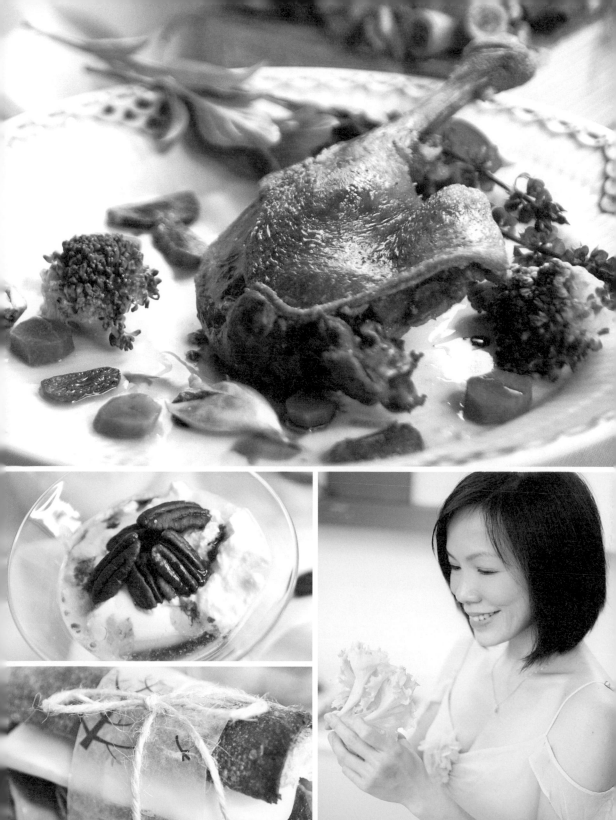

血糖，竟然開始飆上80，甚至到90以上，而且還降不下來！這個緊急情況促使我毅然停止碳水化合物的攝取，大約三至五天後，對碳水化合物的渴望才漸漸消失。我後來發現，只要身體習慣了沒有糖和澱粉後的「酮症」，漸漸的就會失去了對它們的渴望。在仔細觀察身體後，我發現自己吃了澱粉就開始脹氣，吃了糖就開始渴到不行、一直想灌水；也有網友跟我分享，他生酮三個月穩定後忍不住吃了法式甜點，竟然沒有滿足感，而且吃一點就不想吃了！若是身體都這麼明確的表達出需求，你為何硬要他唱反調呢？

熬過前三個月就好了！盡可能避免在尚未穩定生酮的狀態之下接觸碳水化合物，一旦破功了，對糖癮的渴望會不減反增，進入可怕的惡性循環。就像戒毒癮、戒菸癮一樣，你需要堅強的意志力抵抗糖癮的誘惑。親愛的大家，讓我們一起邁向不被食物綁架的生活，迎向健康與輕盈吧！

專家重點提醒

張誠徽醫學顧問 為什麼前三個月不能吃糖？

糖和許多食品加工原料很容易會造成味覺的鈍化，何況攝取糖會導致胰島素濃度升高，阻礙脂肪的分解，結果便是無法產生酮體。那麼代糖呢？代糖雖然在化學上不會刺激胰島素，但有實驗證明代糖會增加其他食物對胰島素的刺激程度，因此同樣會造成影響。建議大家一定要漸進式地斷掉糖跟代糖的攝取，這對健康只有好處。

(3) **聞到椰子油味就覺得膩**：第一天喝椰子油的時候，我覺得好開心，未來都要喝這樣好喝的油呢！可是才剛進入第二週，我便聞到椰子油的味道就反胃，一丁點兒也喝不進去，甚至連加在菜餚裡都覺得好可怕，更別說是早餐那一杯為了縮窄進食窗口的防彈咖啡了。因此，真心建議大家不要一開始瘋狂的只喝椰子油，其實各種油品都有它的營養，應該要多瞭解如何運用不一樣的油品做出美味的料理，比方說做成好吃的醬料，搭配生菜、肉類或拿來拌青菜、當成食材的佐醬，變化可多了呢！除了椰子油，橄欖油、南瓜籽油、榛果油、葡萄籽油……等，都很值得嘗試。為你的人生加上各式好油，絕對是能長久走在生酮路上的重要關鍵！

張誠徽醫學顧問 因斷糖而減少的食物營養，可從油品補充

好的初榨冷壓油，大多由種籽（核桃、榛果、夏威夷果、奇亞籽、南瓜籽……）或果肉（酪梨、橄欖）經過冷壓方式去除纖維後，保留完整的種籽營養，包含各式脂溶性維生素、植物固醇、礦物質、微量元素，還有各種不同的脂肪酸，這些冷壓油壓榨取用果實和油的比例通常為8～15：1，是高濃縮的營養來源，因此這是一個很好補充完整營養素的方法。

(4)**運動表現明顯變差**：我一直很喜歡慢跑，開始執行生酮飲食之初，不要說慢跑，連爬樓梯都覺得喘。這真的讓人很沮喪，令我懷疑起選擇這個飲食方式是否正確，直到請教醫生過後，才知道原來這是正常的。身體從燃燒血糖轉為燃燒酮體需要適應期，因此，我放下對慢跑的堅持，改成多走路，例如以往開車前往的地方，就坐捷運跟公車，給自己更多散步、走路的時間。一直到了第九到十週，我在感覺到走路跟爬樓梯不再容易喘了之後，才又重新開始慢跑、做Tabata的習慣。很有趣的是，跨過了適應期後，運動表現就自然恢復了，甚至更棒！以往我做Tabata很容易喘，現在可以持續較長時間不喘，慢跑也一樣——只能說燃燒酮體後就像是換了個身體似的！

(5)**出門吃東西很不方便，感覺快要沒有朋友了**：一開始還不太能掌握飲食訣竅時，跟朋友出門吃飯時，眼睜睜看著別人吃美食，自己卻什麼都不能碰，擺明是來當分母的！再加上朋友們對生酮飲食不夠瞭解，會在席間提出質疑：「這也太怪了吧？只吃油會瘦？你不要被騙了，新聞都說這個飲食方式會中毒耶！」此時你真的會感到天人交戰！其實，外食也可以很生酮，只要能掌握一些基本原則，例如挑個適合的餐廳、徹底搞懂生酮飲食的營養比例，以及多認識生酮「好朋友食材」等等，本書會特別教大家外食族在各式餐廳該如何吃出生酮、吃得開心。

(6)**一直猶豫到底要不要投資一臺血酮機**：不瞞大家說，我一開始也很猶豫是否真的要立刻投資一臺血酮機，我連自己能支持這種飲食多久都不知道，而且採血好像很痛……。因此，一直拖拖拉拉到生酮飲食一個月後才買血酮機，

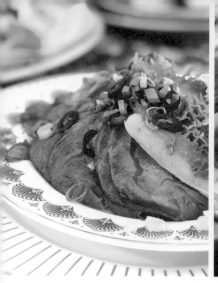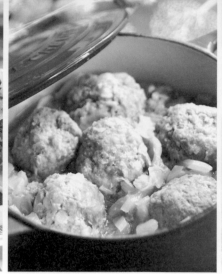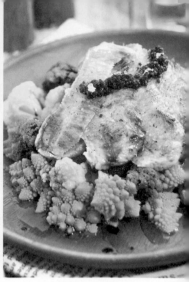

買了之後我超後悔的——應該要一開始就買的！因為第一個月我其實是用瞎子摸象的方式在執行生酮飲食，雖然我可能比較擅長掌控食材特性，但偶爾還是會有所疑惑，例如：「玉米不能吃，那玉米筍可以嗎？」或是吃了之後會有點懷疑「這樣吃到底對不對？」有了血酮機之後，就不需要再擔心這些事了，只要檢驗血酮數值，就會知道到底吃得對不對，進而減少重複犯錯的機會，所以真的強烈建議大家，既然決定要進行這個飲食方式，最好能夠投資一臺血酮機，在生酮路上給自己最大的支援。

專家重點
提醒　　**張誠徽醫學顧問**　**為什麼一定要有血酮機？**

酮體有三種：

(1)**乙醯乙酸**：尿液中主要的酮體。

(2)**β-羥基丁酸**：血液中主要的酮體。

(3)**丙酮**：呼吸中主要的酮體。

　　對生酮飲食來說，最有意義的是血酮，因為人體利用的酮體大多以此形態存在。尿酮只在初期簡單判定是有意義的，進入穩定生酮後可能會測不到，而呼吸酮則穩定性不足。

(7)**體重都沒瘦、體脂肪也沒降，再加上好想吃麵包，還是放棄吧**：根據我的經驗，一開始體重降下來其實只是脫水，不是真的變瘦了！我在第二週就瘦了六公斤，之後體重就沒有再下降，體脂肪則是一點一點慢慢的降，但真的讓朋友看到我都說「哇～你瘦了耶」，則是生酮飲食第八週的事了！生酮飲食第四週左右，我背部的肉變少了，比較不那麼虎背熊腰；第六週左右腰內肉捏起來變少、褲子明顯鬆了；到了第八週，連褲子的褲管也變鬆啦！這些都不是一夕之間就可以一步到位的！只是看網路上的分享，有時會讓我們很羨慕：怎麼可以瘦得這麼快？其實我要很誠實地說，「照片＝照騙」，拍攝角度、姿勢都會影響照片的呈現，最重要的是——健康是你自己的，何必跟別人比？如果你真心想往健康的路上邁進，就不要給自己任何藉口，不要讓別人影響你的心情，別人做得到，你一定也可以！

專家重點提醒

張誠徽醫學顧問 生酮飲食後的體重和體型變化

　　組成身體重量與形成體型的主要成分有三：水分、肌肉與脂肪，這三者的密度跟體積都不同。

　　在生酮飲食初期，因為減少碳水化合物的攝取、降低胰島素，所以身體會排除多餘不必要的水分，所以重量會減少得比較快，身形僅會有局部的改變，脂肪跟肌肉的重量變化不大。

　　到了生酮飲食的第二階段，體內的水分穩定了，脂肪開始燃燒，身形就會開始有明顯的變化，因為脂肪的密度最低、體積最大，所以當脂肪被燃燒掉後，便能看到身體曲線明顯的改變。

　　至於肌肉，在生酮飲食的階段中是不會減少，甚至會有些微增加的，如果能搭配重訓，可以達到更明顯的增肌效果。

(8)**大家都在補碳耶！我也來個補碳日吧**：老實說，我並沒有在生酮飲食的相關資料上看到「補碳」的說法。好不容易都「生酮」了，為何要讓自己脫酮，再辛苦回到酮症裡？尤其是還沒進入生酮「穩定期」的人，這只會讓自己更加不舒服、不適應！與其在前三個月一直貪吃或偷吃碳水化合物，何不稍稍

忍耐，在三個月的生酮穩定期後，再來測試你的「碳水化合物耐受度」，**生酮飲食並不是不准許吃所有的碳水化合物**，只有要你控制份量，每個人能夠忍受的碳水化合物量不一樣，但只要在份量之內都不會有問題！

(9) **壓力過大**：很多人急著想瘦，只要看到體重開始停滯就心情低落，再加上平常喜歡的東西不能吃，就更覺得壓力無比的沉重了。要知道，壓力會刺激胰島素的生成，還會引起腎上腺皮質醇分泌，激起升糖素，進而讓血糖升高，酮體的生成就容易受到抑制。因此，酮學們千萬不要心急，放輕鬆點，開心的吃，認識食物、瞭解食物才是生酮飲食的奧妙所在呀！

(10) **開始掉髮**：我在生酮飲食的第四個月開始發現掉髮的狀況愈來愈嚴重，但仔細觀察後，發現這個情況有點像是生產後的掉髮，細細的新髮也同時長出來了。這時候，我們更要注意攝取不同種類的蔬菜、肉類、脂肪，避免營養缺失，而且要攝入足夠熱量，此外，還要注意睡眠狀態，並盡可能降低壓力。不用太緊張，三到六個月會漸漸改善唷！

需求，生物素消耗量大增，導致身體無法供應足夠的生物素，無暇顧及到頭髮。執行一段時間後，身體漸漸瞭解每日需求量，只要注意多元飲食、選擇對的食物，當身體調整好，頭髮就會長回來囉！

⑾**月經開始不規律**：我過去曾因為膽固醇過低，而長期處在每個月需要大量補充高膽固醇食物才能催經的狀態，吃了生酮飲食後，膽固醇數字提升，每個月都準時得不得了！不過，荷爾蒙的運作十分複雜，每個人的身體狀況也不同，建議要多聽聽專家怎麼建議喲！

> **專家重點提醒** **謝旺穎醫師** **如何面對生酮飲食過程中的亂經現象？**
>
> 很多女生執行生酮飲食時，經期突然變得不正常，一吃碳水化合物經期就來，所以生酮界流傳著「要補碳，經期才會順」的說法，但是同時我們也聽到另外一種狀況，生酮前經期一直沒來，開始吃生酮飲食後，經期每個月都來，而且都很準時。如果女生經期需要補充碳水化合物是真的，為何會有第二種狀況發生呢？
>
> 讓我們先瞭解一下「生理期：MC」吧！
>
> (1)**濾泡期（Day1～13，發芽期）**：在這個期間，你的腦垂體會分泌促卵泡成熟素（FSH）和少量黃體生成素（LH），刺激卵泡們在卵巢內生長，其中只有一個卵泡會成功的發育成熟。一旦成熟，卵泡就會分泌雌激素，刺激子宮內膜發生增生性的變化。
>
> (2)**排卵期（Day14，種子飄散期）**：在月經週期第十四天，腦垂體又會分泌促性腺激素（GnRH），並且大量分泌黃體生成素。這些激素會「告訴」你的卵巢要趕快釋放成熟的卵細胞（這也就是我們常說的「排卵」）。
>
> (3)**黃體期（Day15～28，落地生根期）**：排卵後卵子細胞會離開卵泡，獨自在輸卵管裡走上一條漫長的旅行。如果二十四小時內沒有精子細胞過來受精，卵子細胞會「心碎」的破裂，然後被吸收掉。

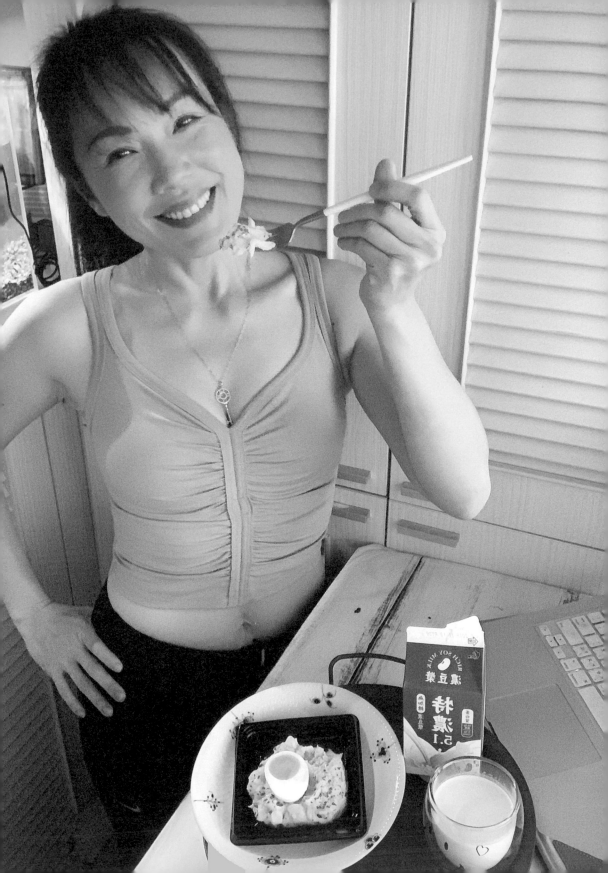

在卵子離開卵泡後，被「拋棄」的卵泡會「傷心欲絕的」在卵巢裡變身為黃體。不過，就算被拋棄，善良的黃體也要幫助卵子受精之後做準備。所以黃體大量的分泌雌激素和黃體酮（一種孕激素）。在黃體酮的影響下，子宮內膜開始增厚，為胚胎植入做準備，進入妊娠狀態。

(4)**月經來潮**（Day1～5，崩散期）：接著上面說，如果上面的黃體期沒有受精卵胚胎植入，黃體則會因一系列下丘腦和腦垂體的調控下凋零死去，引起劇烈的黃體酮、雌激素下降。這種激素驟然的變化會導致子宮崩潰出血，內膜脫落，脫落的這些東西就是我們通常所講的「MC」。

　　健康教育講完了，來看看生酮跟經期的互動關係吧！
　　幾乎所有的女生在進行生酮飲食的時候都會經歷「MC不正常」的階段，以下是可能的原因：

▶**生酮以前**：當你身體內有很多多餘脂肪的時候，很多雌激素會儲存在脂肪細胞裡面。而我們剛才說過，雌激素可以用來「告訴」子宮開始製造子宮內膜。所以，如果有一部分雌激素被「藏」在脂肪細胞，你的子宮內膜相對的就會薄一點，MC也會因而少一點。

▶**生酮之後**：當你的身體開始生酮的時候，身體開始靠分解脂肪供能。脂肪細胞裡的雌激素就會被釋放，血液雌激素濃度升高。你的子宮內膜會變得更厚，並且在高濃度的雌激素下很不穩定，導致MC提前，而且量更大！

　　生酮飲食是啟動脂肪燃燒的一種飲食方式，而脂肪是一種內分泌的器官，所以動到脂肪，就會動到內分泌，短期間的調整混亂是必然的，那也代表你的身體真的改變了！
　　很多人在開始生酮以後，MC亂了時間，一補碳經期就來了，進而誤以為經期需要補碳，但現在我們可以從上面的原理得知，那是因為身體感知到飲食變化後所產生的調整反應，如果這時突然改回原本的

高碳水化合物飲食，就會讓身體回到原本的狀態，但這並不是好事，因為之後又要重新入酮，反而會讓身體更混亂——究竟是要高碳水化合物，還是要生酮？

在生酮飲食者從「碳人」轉為「酮人」的初期，飲食的大幅度改變會造成荷爾蒙的突然變化，你的身體會非常非常「疑惑」，需要一段習慣和反應的時間。一般而言，只要過了約二至六個月的適應期，疑惑的下丘腦和腦垂體就會「搞明白」身體內激素的變化，又會通過調整荷爾蒙分泌幫你把生理期恢復正常。

根據很多進行臨床治療的醫生和生酮實踐者的回饋來看：

▶生酮給大部分人帶來的副作用：大部分女生在適應期的過程中都會提前來MC，大部分的女生會量更大，持續的時間更長。
▶生酮給大部分人帶來的好處：一旦適應後，很多女生會感覺到經前綜合症（痛經、情緒波動）減輕了，而且長期來看，讓荷爾蒙更加穩定了。

最後，為大家做個總結，我們在開始生酮的時候的確會出現月經不調，但隨著身體的適應，荷爾蒙會趨於穩定，MC也會恢復正常。此外，不管你是不是進行生酮飲食，建議大家不要頻繁的改變飲食的習慣，以免身體長期處在荷爾蒙紊亂的狀態。

生酮飲食每天都有5%至10%的碳水合化物來源，足夠身體所需，而且身體可以透過糖質新生的方式製造葡萄糖，所以真的不需要額外大量補充碳水化合物。

⑿**實行間歇性斷食好難熬**：初期會建議大家以加了20公克～30公克的椰子油或奶油的咖啡替代早餐，讓進食窗口調整在十二點到二十點之間，也就是16：8間歇性斷食，這是為了降低空腹胰島素，讓酮體順利生成。慢慢的讓身體適應酮症後，可以調整成12點～18點之間進食，實際上，當身體適應酮症後是不太會有飢餓感的，間歇性斷食就自然水到渠成了唷！

張誠徽醫學顧問 生酮飲食、防彈咖啡與間歇性斷食

常常聽到大家說:「我在吃生酮飲食呢!」怎麼吃?「我喝防彈咖啡啊!」這真是生酮飲食最常聽到的狀況了!到底生酮飲食跟防彈咖啡有什麼相關呢?

防彈咖啡的創始人是美國矽谷工程師——戴夫・亞斯普雷(Dave Asprey),他提倡「防彈飲食法」(The Bulletproof Diet),並且出版了《防彈飲食》一書。而「防彈咖啡」,則是戴夫某一年去西藏的時候,因為飲用「犛牛酥油茶」而感到能量充沛,幾經改良之後研發而成。防彈咖啡的配方是「咖啡+奶油+椰子油(MCT)」,它之所以熱門、流行,是因為跟減肥有關而引起大家熱烈的關注。至於生酮飲食,由於執行時要攝取70%(每日熱量需求比例)的脂肪,所以很多人就將兩種方法結合在一起,因為這樣,才讓大家誤認為防彈咖啡=生酮飲食=減肥!甚至連電視購物與有機商店也都出現了套裝式的防彈咖啡。

然而,生酮飲食最重要的原理其實在於降低空腹胰島素濃度。胰島素濃度高時會降低血糖,並啟動儲存跟合成脂肪的機制;當胰島素濃度下降,則會解除胰島素對脂肪酶的抑制,並啟動脂肪燃燒分解的機制,酮體也就順應而生。

降低空腹胰島素最起碼要超過十小時的斷食,所以通常需要配合間歇性斷食(例如16:8或18:6斷食,只吃中餐跟晚餐,早餐不吃),但是一般人初期要直接採行一日兩餐,會有飢餓難耐的感覺,於是,防彈咖啡便成了一個度過飢餓的好方法。

對於生酮飲食來說,防彈咖啡就是一個補充熱量又不刺激胰島素的方法,因此,其實不一定要是「咖啡+奶油+椰子油(MCT)」,也可以是任何的優質脂肪,例如「酥油+紅茶或綠茶」、「特級冷壓初榨橄欖油+咖啡」之類的組合,一般也稱為「脂肪炸彈」(Fat Bomb)。

瞭解以上原理就可以知道,想要用脂肪炸彈輔助間歇性斷食而順利生酮,有幾件事情要注意:

(1)保持進食窗口在六小時或八小時內，並且不要在脂肪炸彈前後四小時內補充會刺激胰島素的食物（糖、澱粉與大量蛋白質）。

(2)如果希望達到生酮的結果，其他兩餐的食物也盡可能按照生酮飲食的營養比例來攝取（脂肪70％＋蛋白質20％＋碳水化合物10％），效果會更好。

(3)如果你的空腹胰島素濃度過高，身體就需要更多時間來慢慢降低空腹胰島素的平均濃度，減重的效果才會愈來愈好。

(4)不要因為這個方法很簡便，就一天喝三杯，而失去了補充原形食物營養的機會，因為身體需要很多不同的營養素去輔助作用。

(5)平日攝取Omega-6夠多了，請盡可能補充其他優質多元化脂肪（Omega-3＋Omega-9＋飽和），讓身體得到優質原料供細胞運作。

⒀**小腿抽筋、晚上難以入睡**：我在生酮飲食四個多月時突然增加了不少工作，承受著不小的壓力！除了不好入睡，睡到半夜小腿還抽筋，疼痛不已，詢問了謝旺穎醫生後，才知道這是缺鎂的症狀。補充了鎂之後，當天晚上抽筋的狀況就立刻改善，而且睡眠品質也大大提升。

專家重點
提醒　謝旺穎醫師 生酮飲食需要補充更多鎂幫助脂肪酸的利用

　　鎂是控制鈣進出細胞很重要的元素，過多的鈣如果存留在細胞內無法排出，就容易造成肌肉細胞收縮而無法放鬆，也就是抽筋，或肌肉痙攣。此外，白天過度運動而使身體肌肉過度疲勞，或是情緒緊張造成肌肉無法放鬆，也有可能突發抽筋現象。這時候，補充足夠的離子態鎂，會有很大的幫助。

　　生酮飲食則因為是利用脂肪酸代謝的酮體產生能量，因此需要補充更多的離子態鎂來幫助脂肪酸的利用。（更多鎂的相關資訊可以卡洛琳・狄恩（Carolyn Dean）博士參考《鎂的奇蹟》。）

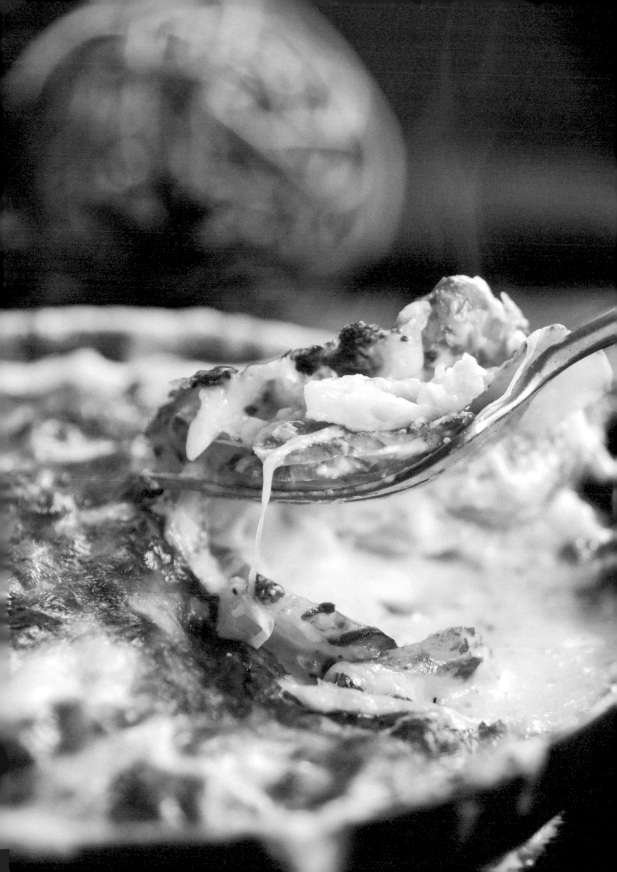

雖然我並不是醫療背景出身，但為了對自己的身體負責任，我真的閱讀很多國內外的相關資料，也隨時請教幾位國內醫生對這些狀況的建議及看法，以便適當的與身體對話。

我們的身體已經燃燒血糖運作了一輩子，想要讓它換個運作方式，真的需要時間，因此，我在這裡想給所有打算嘗試「生酮飲食」的朋友們一個最真心的建議——

請至少堅持三個月（很重要，請自己唸三遍），給自己足夠的時間體驗到這個飲食方式對你帶來的好處，相信試過之後，你就不會再回頭啦！

展開生酮生活新生命

開始生酮飲食後，我體驗到很多健康「副作用」，所以才會希望透過我比較擅長且喜愛的料理，分享生酮飲食為我生命帶來的改變！

(1)**更認識每天供給能量的神奇食材**：對我來說，執行生酮飲食的收獲，不單單僅止於獲得健康、精神變好，最讓我感動的是，這個飲食生活方式引領我去重新檢視每天提供我能量的食物，我會認真研究它們的成分，瞭解它們對身體的幫助，並且打從心裡感謝它們帶給我滿滿的能量——這是生酮飲食帶給我最大的祝福。

(2)**身體開始選擇有益的食物並排除負擔的食材**：我不再一整天都感到嘴饞、想吃東西，只選擇對身體有益的食物，不再給身體太大的負擔。

(3)**味覺變得靈敏**：在少了糖的阻抗後，味覺變得敏銳，更能夠分辨對身體有益的食物並排除有害的化學添加。

(4)**體重、體脂下降**：透過燃燒脂肪產生酮體的機制，體重、體脂肪下降，身體更加輕盈。

(5)**頭腦清晰**：由於酮體是腦部運作最好的燃料，在身體燃燒酮體的運作下，頭腦會更加清晰、思考有效率、專注力也提升。

(6)**精力旺盛**：酮體是較有效率的燃料，因此適應酮症後會感到精神旺盛，像我之前每天要昏睡十小時以上，現在睡六小時就覺得精神奕奕。

(7)**情緒穩定**：戒糖後情緒開始變得穩定，不再容易暴躁發怒！

(8)**血糖降低**：我家有糖尿病史，為了執行生酮飲食，才發現原來自己的血糖值偏高，而在執行生酮飲食之後，我的血糖便得到穩定的控制，不必再擔心糖尿病找上我了！

Part 1

啟動生酮開關

Chapter 1

生酮飲食前應先瞭解的 六大基本原則

幾十年來，一般食物飲食金字塔已經根深蒂固的深植在我們的心裡，因此改變飲食方式會覺得有些不適應，但其實我們只是翻轉飲食金字塔，將碳水化合物與脂肪的比例倒轉。只要能花一點點時間去適應，是可以很快上手的唷！

Rule 1 讓我們一起翻轉飲食金字塔

剛接觸生酮飲食的朋友最常說的一句話就是：「怎麼這麼複雜？感覺一直在算數字，以前吃飯從來沒有這樣精算過每日營養成分呀！」

這話說的沒錯，不過那是因為我們從小就被灌輸了一個「食物飲食金字塔」，主食為米飯、麵粉製品等碳水化合物，加上中等份量的蛋白質、纖維質，以及少量的脂肪。從小，媽媽就依據這個比例為我們準備每天的餐食，路上小吃店、便當店、餐廳也大都依循著這個比例安排餐食，這個「食物飲食金字塔」早已經是我們身體的一部分，不需要精算，也可以八九不離十的完成所謂的「健康餐食」比例。因此，你買自助餐一定會先盛一碗飯或點一碗麵，享用餐點時會很自然的將雞腿的皮剝掉或挑選油脂較少的豬里肌、雞胸肉，以防油脂攝取過量，更甚者還會挑選不帶那麼多油光的青菜呢！

生酮飲食其實一點也不難，只是將以往你所認知的「食物飲食金字塔」翻轉成「生酮飲食金字塔」：主食變成各種對身體好的優質油脂，佐以適量蛋白質和豐富纖維質，再加上少量的碳水化合物。剛開始時你會稍稍感到困惑：「這比例怎麼看起來很怪？」但通常只需要一個月，你就能夠得心應手地挑選、準備生

酮餐食了。你會很自然的在自助餐店夾取油脂含量最高的肉類當主食，夠多的深綠色蔬菜補充纖維質，享用前再淋上精心挑選的優質油脂。

　　一開始改變飲食習慣的時候，一定會有很多的疑惑，因此運用方便的小工具（請參考第三章 P064 ）來協助自己達成生酮營養比例很必要，千萬不要以為「不吃碳水化合物、不吃糖」就是生酮飲食。

　　在生酮飲食初期，建議你必須嚴格遵守「生酮飲食金字塔」的營養比例，這是為了讓你的身體開始自然產生酮體並適應以酮體來做為身體的燃料。初期嚴格遵守營養比例可以讓你更快速地進入生酮體質，縮短適應的時間，並讓你輕鬆度過過程中的不舒適及對甜食、澱粉的渴望。此外，強烈建議大家一定要測量身體中酮體生成的狀況，初期可以使用尿酮試紙，但當你的身體可以百分之百運用酮體之後，就無法以尿酮試紙測量了，因此，以長期來看，必定得投資一臺血酮機，這不但能夠讓你隨時監控酮體生成的狀況，甚至在穩定期後開始測試碳水化合物耐受度時，血酮機也是很必要的工具！

Rule 2　吃好油

━━ 油脂是生命的燃料 ━━

● 油脂是細胞膜的重要成分
● 油脂是合成荷爾蒙的成分
● 油脂提供人體足夠的能量
● 油脂負責運送脂溶性維生素
● 油脂可以隔絕外來侵害，達到保護的作用

　　油脂是生命的燃料，不要再汙名化油脂，也不要再害怕吃油，好的油脂可以讓你更健康！提到油脂，大概可以先分為三大類，也就是飽和脂肪酸、單元不飽和脂肪酸及多元不飽和脂肪酸。由於飽和脂肪酸與不飽和脂肪酸各有其功能，因此還是建議大家攝取飽和脂肪酸與不飽和脂肪酸（也就是多元＋單元）的比例為1：2。至於多元不飽和脂肪酸──Omega-6與Omega-3的比例，則應該不要超

一般食物飲食金字塔

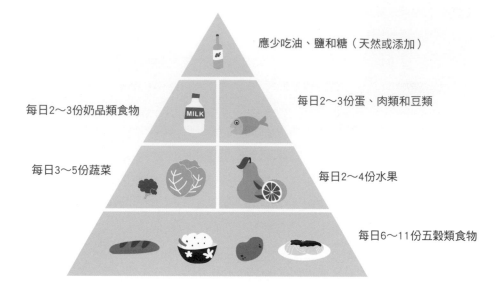

應少吃油、鹽和糖（天然或添加）

每日2～3份奶品類食物

每日2～3份蛋、肉類和豆類

每日3～5份蔬菜

每日2～4份水果

每日6～11份五穀類食物

生酮飲食金字塔

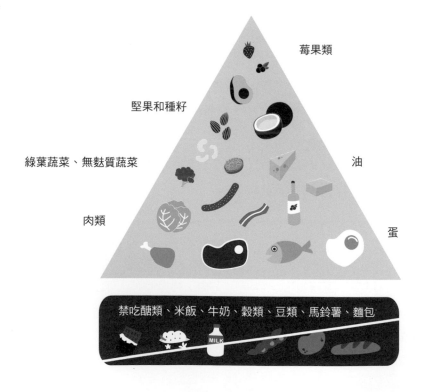

莓果類

堅果和種籽

綠葉蔬菜、無麩質蔬菜

油

肉類

蛋

禁吃醣類、米飯、牛奶、穀類、豆類、馬鈴薯、麵包

過4：1，最好是2：1或1：1！由於臺灣常食用的油都屬於高Omega-6，所以建議大家可以多補充Omega-3的油脂。

三大類油脂

飽和脂肪酸	單元不飽和脂肪酸 （Omega-9）	多元不飽和脂肪酸 （Omega-3、Omega-6）
(1)同時增加低密度膽固醇（LDL）與高密度膽固醇（HDL）。 (2)飽和脂肪酸比較容易消化，在人體內也比較能快速有效地燃燒。 (3)人體需要飽和脂肪酸來轉換某些必需脂肪酸。 (4)有支援人體對抗細菌和病毒的功能。 (5)是預防癌症所必需的重要物質。	(1)減少低密度膽固醇，增加高密度膽固醇。 (2)單元不飽和脂肪酸是屬於不必需脂肪酸，可以在體內合成。 (3)單元不飽和脂肪酸兼具抗氧化劑的特質，能保護動脈，抵抗氧化造成的傷害。	(1)同時減少低密度膽固醇與高密度膽固醇。 (2)多元不飽和脂肪酸是必需脂肪酸，必須從食物中取得，無法在人體內自行合成。 (3)必需脂肪酸是體內細胞膜和組織的重要成分。 (4)必需脂肪酸可以轉變成體內重要的調控物質。
動物性來源：紅肉、家禽的皮、動物油、乳製品。		**動物性來源**：深海魚油、磷蝦油等。
植物性來源：熱帶植物油（椰子油、棕櫚油等）。	**主要來自植物**：橄欖油、芥花油、苦茶油等。	**植物性來源**：種籽的油脂（各式堅果）與穀類（大豆）的油脂。

多元不飽和脂肪酸

Omega-3	Omega-6
(1)包含次亞麻油酸、EPA、DHA (2)有助於血管放鬆、抗血栓、降低發炎和抗癌。 (3)EPA與DHA的主要來源主要是富含油脂的魚類。	(1)包含亞麻油酸、花生四烯酸。 (2)造成血管收縮、致使血栓形成、促進發炎。
來源：紫蘇油、亞麻仁油、深海魚油、奇亞籽油。	**來源**：大豆、玉米、向日葵、紅花、棉籽、芝麻。

初榨油VS.精煉油

　　認識了油脂的種類後，大家接著最常問的問題就是何謂好油？我在課堂上就常被學員問：「老師，你有沒有推薦的好油？」

一般我們使用的油，可以從植物壓榨，也可以從動物中提煉。從植物取得的油脂，在除去雜質後有96%～99%是三酸甘油脂，另外1%～4%溶解在油脂裡的成分（例如香氣及各種維生素）非常營養與重要。從油品的製作方式來分，未經加工而保留下這些營養物質的油稱之為「初榨油」，進一步加工去除這1%～4%的部分則稱之為「精煉油」。

▶精煉油

　　我們在市場超市中看到的油，大部分都是精煉油，像是沙拉油、玄米油、菜籽油。這類油脂通常必須使用化學溶劑協助純化精煉，去除掉油脂以外的物質，藉此延長油品的保存期。

　　精煉過的油脂顏色淡且幾乎沒有特別的味道，可以耐高溫且不易變質，但由於化學溶劑和高溫作用，油品中可能會殘留化學物質，營養物質也同時大量減損，甚至還會造成油脂本身的變化（例如透過氫化反應產生氫化植物油），因此精煉油基本上只有熱量，並不存在任何營養價值。

　　此外，健康的頭號殺手「反式脂肪」的元凶，就是氫化植物油，例如：乳瑪琳、人造酥油、植物鮮奶油、油炸用油，以及薯條炸雞等酥脆食物，甚至連糕餅裡都藏有這些對身體健康沒有幫助甚至還有害的油品。

▶初榨油

　　天然的初榨油含有大量的抗氧化物質及許多維生素，例如：植物固醇、多酚、維生素E、磷脂酸、β-胡蘿蔔素……等等。由於生酮飲食需要食用高量的油脂，我們當然希望攝取油脂時不單單只有獲得能量，最好也能從中攝取到夠多的營養，因此建議大家盡可能選擇有營養的好油。

各種料理用油

　　再來還是回到老話題，很多人會問我：「花花老師，那請問我到底要用什麼油煮菜呢？」其實，我只用兩款油煮菜，高溫料理使用豬油，中低溫則是用橄欖油，一來不影響料理風味，再者就是取得方便。若是懶得自己焗豬油，可以選擇義美水煮豬油，至於橄欖油的部分，由於市場上商品眾多，如何選擇便成了一門學問，因此我還是簡單跟大家介紹一下橄欖油（會推薦使用橄欖油的另一個原

食用油脂脂肪酸比例表

表格中的含量比例只是一個準則或大方向，供讀者參考，製油食材的品種、生長環境、栽種方式，以及不同的壓榨方法、製程等等，多少會影響比例（白底：Omega-3高含量，黑底：Omega-3中含量，加粗字為Omega-9高含量）

食用油種類		飽和脂肪酸（%）	多元不飽和脂肪酸（Omega-3）（%）	多元不飽和脂肪酸（Omega-6）（%）	單元不飽和脂肪酸（Omega-9）（%）
植物油（樣本數值為純天然的冷壓油）	玄米油	19.2	1.6	33.4	39.9
	芝麻油	15	1	39	43
	葵花油	9.2	0.2	40.8	24
	黑種草油	16	0.3	57.9	23.8
	南瓜籽油	16	0.2	22.4	34
	葡萄籽油	11	0.4	54.4	16
	核桃油	7	21.8	44.1	17
	印加果油	7	43	40	9
	奇亞籽油	9.2	67	15.6	7
	紫蘇油	10	60	17	13
	亞麻仁油	1.1	51.5	10.6	18
	榛果油	6	0.2	2	**76**
	花生油	19	0.2	10.6	**50**
	夏威夷堅果油	9	15.4	18	**72**
	老虎堅果油	20	15.5	21.2	**66.6**
	橄欖油	13	1.5	9.3	**73**
	苦茶油	10.53	1	8	**82.5**
	芥花油	13	8	5.9	**56**
	酪梨油	18	2	0	**80**
	椰子油	86.7	0	2	6
動物油（樣本數值為非精煉油）	雞油	34.88	1	18.31	46.8
	鴨油	49	1	13	33
	豬油	39.34	0.8	10	44.5
	牛油	54.23	1.2	3	43.7
	魚油		100		

因是，生酮飲食平時攝取的油脂大多是飽和脂肪酸，攝取橄欖油增加豐富單元不飽和脂肪酸Omega-9，對身體的平衡是很重要的）。

▶如何挑選好的橄欖油？

(1)請注意商品標示，盡可能挑選Extra Virgin橄欖油，並且避開精製油——利用高溫、高壓把油中的雜質與水分去除的油品——這種油去掉的反而是油的營養成分，並選擇冷壓法（挑選有英文標示的冷壓油，一定要有Cold pressed，最好是1st Cold pressed）壓榨的油品，才能充分保留豐富的營養。

(2)盡可能挑選原裝、原瓶進口的橄欖油。橄欖油的產地以希臘、西班牙、義大利為主：希臘、西班牙橄欖油多以莊園模式經營，從種植、生產到最後裝瓶一貫作業；義大利則有採購原油重新包裝與莊園生產兩種方式。採購莊園生產且原裝、原瓶進口的橄欖油，可確保品質及追溯來源，請留意國際條碼（希臘：520；西班牙：84；義大利：80～83）。

(3)親自嚐試辨別好油，好的橄欖油在色澤、氣味、口感等方面，有一些簡單的判斷標準，大家可以多品味，體驗當中的差別，培養分辨好油的能力。

(a)看一看：好的橄欖油呈現漂亮的黃綠橄欖原色。

(b)聞一聞：豐富的青草、果實、花香調，不會有油膩的異味。

(c)喝一喝：親自品嚐橄欖油，體驗一入口的清香及入喉的辛辣感，通常是清爽順口的，不會有油膩不舒服的感覺。

(d)塗一塗：拿來擦在手上可以很快吸收，不會有黏膩不舒服的感覺。

(e)問一問：詢問銷售人員產地、製成、標示，並且不要採購價格低於市場行情的橄欖油。

▶更多好油推薦

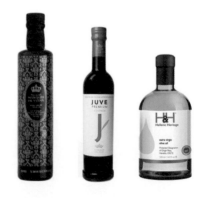

(1)**橄欖油**：我廚房裡常備的冷壓初榨橄欖油大概有三種，風味濃郁的「PALACIO MARQUÉ S DE VIANA」建議直接淋在料理上使用，風味清爽的「H&H」建議可以做低溫的料理，至於香氣十足的「JUVE Premium」則建議大家單喝，更能感受橄欖油的特殊風味。

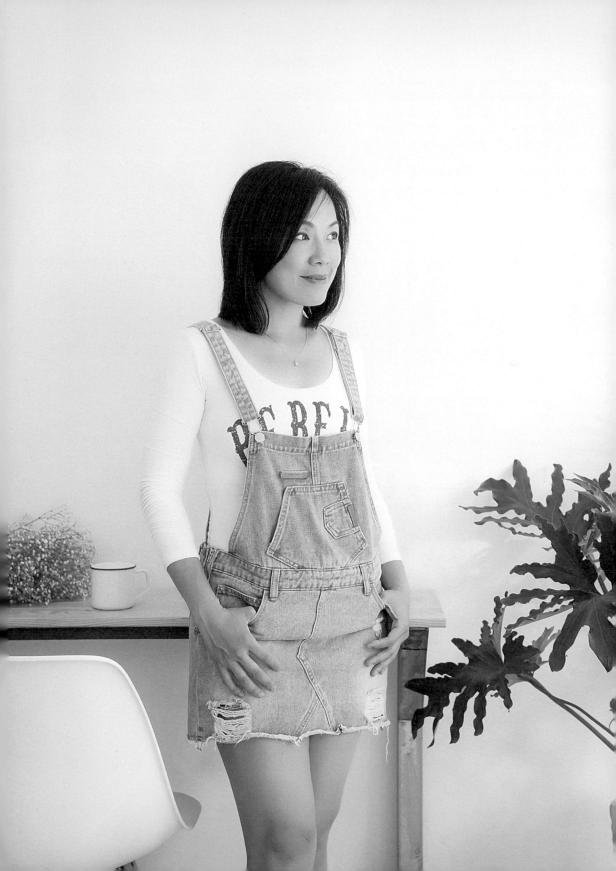

橄欖油國際標示

標示	方式	酸度	備註
頂級超純橄欖油 Extra Virgin Olive Oil	以人工摘取果實，於二十四小時內清洗、烘乾，再將果實打碎、擠壓、過濾，不能添加任何化學成分或使用任何化學方式製造，而且製造過程須在攝氏30度內以冷壓製造。	酸度低於0.8%	氣味清香，保有豐富營養成分。
純橄欖油 Pure Olive Oil	製造過程與第一道初榨油相同，但使用原料較差，或是用第一道榨過的橄欖渣與碰傷的橄欖果實再製，但必須加入部分Extra Virgin Olive Oil。	酸度3%～4%	多呈現亮金黃色，適合高溫烹飪及油炸，也適合調製口感清淡的沙拉醬。
淡橄欖油 Light Olive Oil	以丙酮或甲醇等化學方式將油脂提煉出來，加上攝氏180～230度的高溫除臭。	酸度低於1.5%	100%精煉加工過的橄欖油，已無營養成分。
橄欖粕油 Pomace Olive Oil	利用已壓榨過的橄欖殘渣，加上橄欖果核及蔬菜水提煉的殘渣油所製，屬於級數最低的橄欖油，它不完全是由果肉製成的橄欖油產品。	酸度低於2%	通常使用於製作肥皂或其他工業用途。許多國家已經嚴格禁用。

⑵**黑種草油**：伊斯蘭教的先知穆罕默德曾這樣形容過黑種草：「除了無法起死回生外，這東西是能治百病的良藥。」Seitenbacher黑種草油有濃郁的青草香，另有止痛、抗發炎的特殊功效，我通常會在有點小感冒時每天服用。

⑶**南瓜籽油**：冷壓初榨、風味豐厚的南瓜籽油非常難找，奧地利施蒂利亞的南瓜籽油有濃郁的堅果香氣及順口的風味，讓人忍不住一口接一口，是我最喜愛單喝的油品。

⑷**葡萄籽油**：市售的葡萄籽油大多是精煉油，少有冷壓初榨的產品。波多爾的冷壓初榨葡萄籽油有層次豐富的紅酒香，入口後不油膩，很適合淋在優格上食用。

⑸**奇亞籽油**：奇亞籽油有豐富Omega-3，是生酮飲食的必備良伴。波多爾的奇亞籽油有著淡雅的香氣，單喝就很棒，加入生菜更是絕配。

⑹**榛果油**：波多爾榛果油漫溢的榛果香，加入咖啡或是可可裡，都是最棒的搭

配組合！尤其是加在可可裡，滿滿金莎巧克力的香氣，暖暖的，好幸福！

(7) **老虎堅果油**：二十一世紀超級食物——老虎堅果，含有多種豐富蛋白質及十七種胺基酸，特別適合素食的生酮飲食者使用。波多爾老虎堅果油有濃郁溫暖的奶香，無論是單喝或加在咖啡、可可裡面，都是非常棒的選擇。

(8) **紫蘇油**：富含60%Omega-3的母心紫蘇油，豐富而強烈的香氣，搭配清爽的生菜，除了補充不飽和脂肪酸，更能增添生菜的風味。

(9) **夏威夷果油**：夏威夷果有著均衡的不飽和脂肪酸（Omega-3、6、9）比例，還有稀有的Omega-7不飽和脂肪酸。波多爾夏威夷果油有豐富的夏威夷果香氣，搭著優格食用十分的美味。

(10) **核桃油**：核桃油的脂肪酸組態類似母乳，容易被身體吸收，波多爾核桃油口感醇厚綿順，帶著花生、胡麻、甚至還有一些清新的水果香氣，層次十分豐富，加在咖啡裡味道豐裕而融合！

花花最愛的油品：鉑玖萊油坊

從法國鉑玖萊出發的冒險旅程

一九八一年的時候，尚・馬克（Jean Marc）的父母在鉑玖萊（Beaujola）的歷史重鎮——博熱（Beaujeu）的心臟地帶，購買了一家廢棄的五金店。店的後方藏著寶藏：一個古老的百年石磨、一個爐灶和一個碾製機。當時Montegottero一家人並不知道，重啟廢棄的五金行將開啟一場偉大的冒險歷程，使他們聲名遠播。

十八歲時，尚・馬克從農業學系畢業。一九八一年十二月他到法國的核桃之都伊澤爾省（Isère）從事製油工匠的工作，成為古斯塔夫・帕斯卡（Gustave Pascal）的徒弟，在師傅的指導下學習實作。

一九八七年十月，就在Jean Marc結束他的軍旅生活以及六年的學徒生涯後，他得到了Jean Marc Montegottero製油工匠的頭銜。五年後，他憑著自身的天分和辛勤，鉑玖萊油坊得到第一批法國餐廳主廚的青睞。

事實上，由於當時的法國正朝著工業化農業和廉價食用油的方向發展，鉑玖萊油坊便轉向德國銷售冷壓初榨的高品質油醋，德國人更

懂得冷壓初榨油品的價值。尚‧馬克的理念是提供手工製造的高品質產品，並兼顧天然與健康。

　　一直以來，尚‧馬克獨自在油坊工作，不假他人之手。直到一九九二年，尚‧馬克僱用了他的第一位員工。後來又於二○○七年在距離博熱三公里處的萊斯阿迪拉斯（Les Ardillats）市鎮建造第二個生產廠房，尚‧馬克在新的油坊中投入許多資金，以確保嶄新的設備能夠為他帶來穩定高品質且衛生的堅果油。

職人精神

　　①**嚴選**：不論是乾果或是油籽，皆經過嚴格挑選，其中一半來自法國。

　　②**機械研磨**：果實去殼、去雜質後在石磨或機械平整機下輾平。

　　③**焙炒**：焙炒無疑是最棘手且最重要的一步；每位職人的專業都賦予產品其個人風格。

　　④**機械壓榨**：將焙炒過的核果置於液壓壓榨籠中，通過過濾器分層分開，以便施加緩慢的壓力。不同的果實在同樣的壓力下也會產生不同的產量。

　　⑤**自然沉澱**：在濾紙上自然過濾五至七天。

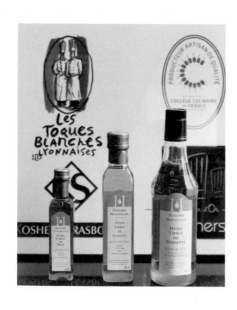

品味冒險

　　尚‧馬克本人對油品三十五年來的熱情與執著，逐漸地得到了全世界的認可，鉑玖萊油坊贏得了美食界的肯定。今日，法國與國際美食的知名品牌，從小酒館到羅萊夏朵精品酒店集團（Relais et Château）都使用鉑玖萊油坊的產品。

　　從香氣豐盈的榛果油、甜香濃郁的開心果油、清爽淡雅的

杏仁油、風格強烈的摩洛哥堅果油，一直到適合熱炒的菜籽油、蕪菁油、葡萄籽油，每一種油品都各有特色，尚‧馬克堅持品質，沒有好的果實寧可不生產的職人精神，讓每一瓶油都能夠展現最佳的風情。

更加感謝將鉑玖萊油坊帶來臺灣的法國女婿卓力，真心只為讓大家嚐到好油，堅持著與法國同步定價，期望讓臺灣人嘗試調整一定要用油熱炒的方式，改以用餐時淋上增添風味試試看！

Rule 3　只吃對身體有幫助的好食材

有太多的醫學研究報告一致認為「糖」對人體有眾多危害，例如：增加糖尿病風險、肥胖症、加速老化……等等。知名部落客作家Jaguar小姐曾在家做了一個戒糖的實驗，結果令人驚訝：原來糖不只會造成肥胖，它甚至綁架了我們的情緒！戒糖後，爸爸不再失控的罵人，小孩也能夠理性的跟媽媽溝通。

很多人會說：「我很少吃糖呀！」很遺憾地，你可能從來不知道自己吃的食品裡暗藏了多少糖。

走進超市或便利商店，九成以上的加工食品都含有高量的糖，此外，從你以為很健康可以改善過敏、幫助消化甚至還有健康食品標章的優格、優酪飲品、牛奶，到你以為是肉品的火腿和熱狗等、最方便攜帶保存甜麵包，甚至是你午餐便當的那塊豬腳、排骨……，都藏了驚人的糖量和澱粉。

因此，你在完全不自覺的狀態下吃進了連自己都無法想像的超量的糖。

傑米‧奧利佛（Jimmy Oliver）在TED的演講中，將一個孩子五年內從每日一瓶牛奶裡攝取到的糖換成等量方糖，用一臺推車盛裝並現場倒在地上，那畫面之驚人，以及傑米憂心又懇切的態度，著實讓我感動了許久。他在演講的最後祈願說：「我希望，能夠有人長期且持續性的支持一個活動，就是教育每個孩子關於食物的知識，並激發家庭重拾烹飪的興趣。」

傑米‧奧利佛演講中的一段影片也讓我憂心忡忡，他帶著許多蔬菜到小學生的教室裡，詢問小學生這些蔬菜的名稱，沒料到孩子們竟然連番茄、茄子都不認識。不瞞大家說，我一點都不驚訝，因為我這兩年來一直參與學前到小學的食育課程，很多食材別說是孩子，連媽媽都不認識！還有孩子在上課時舉手跟我

說：「我媽媽在家不煮飯，所以我從來沒看過！」連食材都不認識、沒摸過了，更不用提該怎麼挑選好食材。

我認為，生酮飲食其實是一個品嚐食物原味的飲食藝術，學習認識每一樣你將要享受的食材，並嘗試自己動手**用最簡單的方式料理**。你可以挑選新鮮無抗生素的肉品，肉汁的自然鮮甜加上鹽與胡椒就是天底下的美味；當季時令蔬菜只要有鮮美好鹽來調味，就可以享受它最單純的好風味；攝取具有充足營養成分的各式油脂，就能好好滋養身體並達到調節生理的功效……。

進入酮症後，你的健康不單單來自生酮飲食的幫助，還能夠因為認識到更多食物而成為食物的主人，只挑選對身體有益的食物，拒絕過多不必要添加物的加工食品。讓我們從認識每一樣食物開始飲食藝術之旅吧！

（傑米·奧利佛TED演說：https://www.ted.com/talks/jamie_oliver?language=zh-tw#t-1251894）

Rule 4 沒有不能吃的食物，關鍵在於攝取量

很多朋友會說：「我沒辦法吃生酮飲食，要我不吃飯（麵包、麵……），我會死！」

開始生酮飲食的前三個月，為了讓身體適應並穩定的產生血酮，以及讓身體有效率的利用血酮支持身體的運作，一般會建議新手忌口——儘可能不碰含澱粉類的食物，避免碳水化合物影響血糖。當你順利熬過了從燃燒葡萄糖轉為利用酮體的適應期之後，就可以開始測試自己的碳水化合物耐受度，每個人的碳水化合物耐受度不一樣，有人吃到100g的碳水化合物也不會脫離酮症，有的人卻十分敏感，可能只能吃20g的碳水化合物。

實際上，除了對身體完全無益的「糖」之外，生酮飲食並沒有禁止你吃任何食物，只是要求你控制攝取量。

以往你在自助餐店時會盡量不夾油脂豐厚的五花肉，或只敢吃一小口夾了一大塊奶油的冰火波蘿包，這是由於過去的「食物飲食金字塔」教你油脂的攝取量儘可能在30g～45g以內。

進入生酮飲食後，請您就用一樣的方式來控制碳水化合物攝取量吧！以往你會盛一大碗白飯，現在你可以偶爾盛一到兩口糙米飯；以前你到麵包店會隨意

選上兩個麵包當主餐，現在你會挑選不加糖的法國長棍（標準程序製作的法國長棍是只有麵粉、水、鹽、酵母及非常少量的麥芽膏，完全不加糖），只要控制在你可耐受的碳水化合物量之內就行了。只要是不加糖的麵食，例如蔥油餅、水餃、牛肉煎餅……，都可以適量吃上一口來解解饞——只要像以往你盡量不吃油脂會把雞肉的皮或肥油給剝掉那般的做法，只要能夠控制你每日的碳水化合物攝取量。

再來，如果需要，建議大家可試試增加運動量，這能讓你再多攝取一點點的碳水化合物，享受健康又能滿足口慾，算是一舉兩得。

Rule 5　養成細讀營養成分的好習慣

自從有了小孩之後，購買任何的東西前，我都會先研究一下成分表和營養標示，先檢查成分表裡是否有過多完全不認識的化學名稱，再確認營養成分表裡的反式脂肪含量。

或許是從小總愛賴在母親身邊看她做菜種下了小小的種籽，我喜歡自己製作點心給孩子們享用，一方面能夠自己掌握裡面的成分，另一方面是因為我很瞭解廠商在大量製作食品時為了美味、適口性、效率、方便性等等緣故，會添加對身體無益的成分。所幸，商譽好的廠商會將這些添加物資訊誠實地標示在產品包裝上，所以你應該立即養成這個好習慣，對自己吃進身體的所有食物負起責任，認真地瞭解到底你給了身體什麼東西。

開始生酮飲食後，有幾個特別要注意的營養標示：

(1)**脂肪**：生酮飲食的最主要熱量來源是脂肪，因此選擇脂肪量高的各類食品，就是輕鬆達成「生酮營養金字塔」的關鍵。

(2)**碳水化合物**：不要以為只有米飯和麵食裡有碳水化合物，很多食物都有碳水化合物——因此，仔細閱讀關於碳水化合物的數字，才能幫你完美控制攝取量！

(3)**膳食纖維**：生酮飲食裡的碳水化合物攝取量，指的是「淨碳水化合物」，也就是將「碳水化合物」扣除「膳食纖維」。有很多食物的碳水化合物量很高，但同時有著豐富的膳食纖維，生酮飲食還是需要高量的膳食纖維促進腸胃蠕動唷！記住：淨碳水化合物＝碳水化合物－膳食纖維。

(4)**糖**：糖類食品是生酮飲食中唯一禁止攝取的成分，但它總以各種形式藏在你每

天的餐食裡，切記購買任何食物一定要看清楚是否含糖，**任何形式的糖都會影響你生酮飲食的效果及目標。**

Rule 6 | 體重與體脂肪數字不代表生酮的成效

很多朋友會問我：「我的體重已經停滯兩個月了，是不是有問題？」

我知道有許多人是為了體重管理而開始生酮飲食（我也是），因此體重停滯再加上瘋狂想吃麵包時，真的會讓人焦慮到想放聲尖叫！不過，大家是否知道體重機、體脂肪機測量出來的數據其實受了許多變數的影響呢？

市售的體重機許多都有測量體脂肪的功能，它們大多都是電阻式體脂機，簡單來說，就是利用一道微小的電流穿過身體，測出身體的電阻後，推估出身體的脂肪量。由於人體內有60%～70%左右的水，若含水的脂肪組織少，身體的導電性就愈好，測出的體脂肪就愈低；反之，若身體含水的脂肪組織多，導電性就差，測出的體脂肪就高。因此，你當天喝的水量多寡、運動前後、進食前後，甚至是姿勢變化，都會影響體脂肪數字，可能使你一天中的體脂測量值有高達3%～5%的誤差。

接著討論體重，一公斤脂肪的體積是一公斤肌肉體積的五倍，在體重不變的狀態下，少一公斤的肌肉或一公斤的脂肪在身形上會呈現出很大的差異。再來，飯前飯後、每天的飲水，甚至是所穿的衣服的重量等等，也都會影響體重。

為了瘦身而吃生酮飲食的朋友們，只要能正確執行生酮飲食，起初你會慢慢地感覺到褲子愈來愈鬆，之後，你甚至會發現背部、手臂的贅肉開始變少，坐下來肚子的游泳圈也變小了，買衣服時可以大方地拿M甚至是S來試穿，朋友看到你都會說：「天呀！你瘦了耶！」

我想，身形的改變才是你的最終目標吧！因此，建議大家**除了每天量體重、體脂肪，應該還要每週測量胸圍、腰圍、臀圍、大腿圍**，只要你夠堅持，你的身形會慢慢的改變。

注意，這些都不是一夕之間造成的！所以體重停滯的時候不必焦躁，請放輕鬆，繼續你的生酮飲食，若是能多走走路、慢跑、甚至是進行一些肌肉訓練的運動的話，更好！請多給身體一些適應、調整的時間，在過程中保持愉快的心情才是最重要的唷！

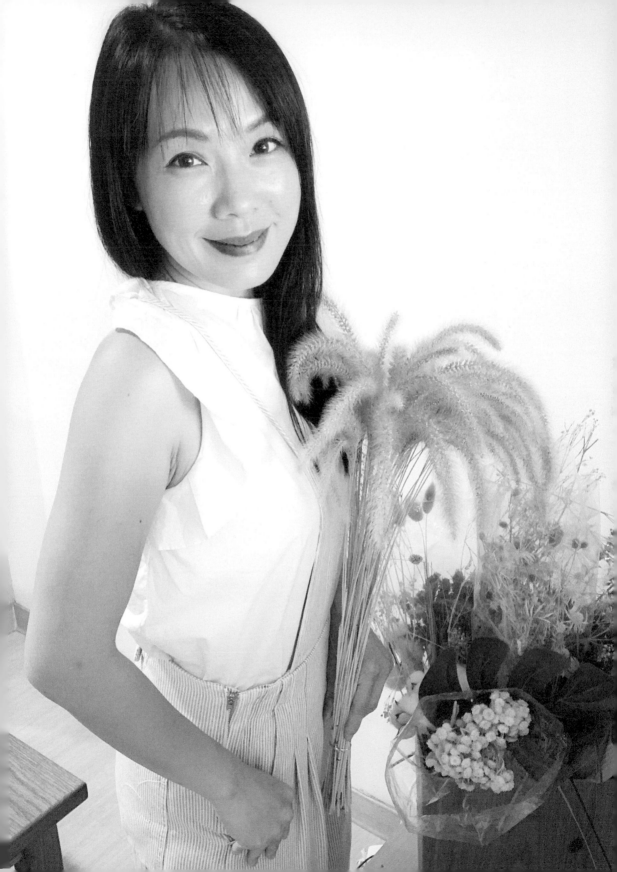

要特別請大家注意的是，我所謂的「不需要在體重與體脂肪間斤斤計較」是有前提的，那就是你必須持續的處在生酮狀況中，也就是——血酮量維持在一定標準內。很多朋友會問我：為何吃了生酮飲食都沒瘦，甚至還發胖？稍微聊一下才發現，朋友們並沒有依著「生酮飲食金字塔」吃，而且根本從沒測量過自己是否已經進入酮症，若根本沒有開始「生酮」，當然也就不會有任何改變。

　　因此，最後還是要提醒大家，你可以將體重、體脂肪視為參考指標，但還是要隨時監控自己的血酮數字，確認你的確是在酮症的狀況裡唷！

Chapter 2

可以先從減醣開始

　　如果有人覺得生酮太嚴格，其實也可以先從減醣開始做起——光是減醣就能為我們的身體帶來相當多的益處。其實，相信已經有很多朋友發現到，身邊愈來愈多人在執行「減醣飲食」。

國外的減醣風潮

　　不單只有臺灣，其實很多先進國家已經早我們十多年在推廣減醣飲食！

　　瑞典在二○○六年時，就已經全國瘋減醣，瑞典政府甚至在做了非常多年的研究跟實證報導之後，在二○一三年修正了國人的健康飲食攝取比例，建議國人將碳水化合物的攝取量盡可能降到每天一百克以內，甚至建議大家增加脂肪的攝取。

　　為什麼瑞典會做這麼大幅度、這麼挑戰當今主流營養學的改變呢？最主要是他們收集了非常多的研究報導，這些研究報導證實了一件事情，就是——脂肪並不是讓我們肥胖、導致三高的元凶，真正的元凶是碳水化合物，例如：白飯、白麵、白麵包這一類精製澱粉類的食物。自二○一三年推動到二○二○年，瑞典已經有四十五％的國民成功地在進行減醣飲食！我們也可以從瑞典政府的資料看出，三高和糖尿病患的比例的確是逐步下降之中。

　　還有日本，眾所周知，日本是一個對碳水化合物依賴很深的國家，他們的主食是米食與麵包，甜點文化也非常盛行，無論是傳統的甜點，或是後來引入的洋菓子，都非常受日本國人所喜愛。

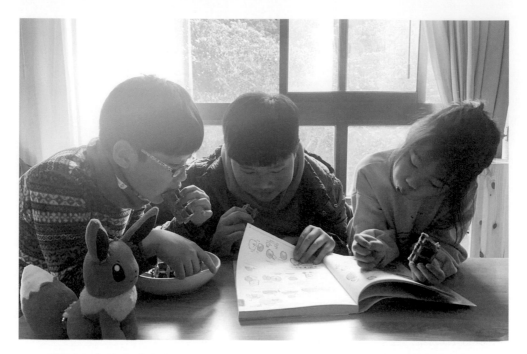

　　然而，大約在十年前，日本政府就發現他們的糖尿病患、糖尿病前期的亞健康族群（可能即將罹患糖尿病的隱性族群）日益增加，於是他們開始研究如何減少碳水化合物的攝取。自十年前開始，日本政府就與國營製粉廠研究起「低碳水化合物的麵粉」，初期僅提供醫療單位——尤其是糖尿病患——使用，效果非常好。

　　二〇一六年時，他們甚至將這樣以低碳水化合物麵粉製成的麵包推廣到便利商店，意料之外的是，這個低碳水化合物的麵包在日本造成很大的轟動，很多人直接將他平時吃的麵包換成低碳水化合物的麵包。在二〇一九年，光是這種麵包就創造了三百億日幣的營業額！

　　如今，我們到日本的便利商店或超市，都可以看到非常多減醣或低醣質相關的產品。

　　所以說，日本民眾近幾年來愈來愈有減醣的意識，在書店就看得到非常多減醣相關書籍，不光只是減醣相關的料理書，有非常多醫生同樣也都在推廣這樣的概念——並且討論碳水化合物攝取量相關的議題。日本十年前的糖尿病比例跟臺灣其實是差不多的，但在近十年的減醣風潮下，二〇一九年的糖尿病數字已經大幅減少，明顯比臺灣少。

如果你有注意，臺灣國民健康署的每日飲食指南也將「碳水化合物」改成了「全穀雜糧類」。我們日常吃的白飯，其實是稻米脫殼去掉胚芽後的精製食材，含有豐富膳食纖維的殼和營養的胚芽都被去除了，剩下的白米營養價值及膳食纖維比糙米少很多，更遑論白麵粉製成的麵食。

　　因此，國民健康署這幾年推廣吃粗食，也就是「全穀雜糧」，透過攝取這些未加工富含營養成分的完整穀類，不但可以降低血糖震幅，還能讓國人攝取更多全食物的營養。

減醣一點都不難

第一步驟：戒三白──白飯、白麵條、白麵包

　　這是減醣飲食很重要的第一步驟，將你的白飯、白麵條、白麵包換成糙米、蕎麥麵、全麥麵包，甚至可以換成碳水量較高的地瓜、芋頭、馬鈴薯、山藥之類的全食物。

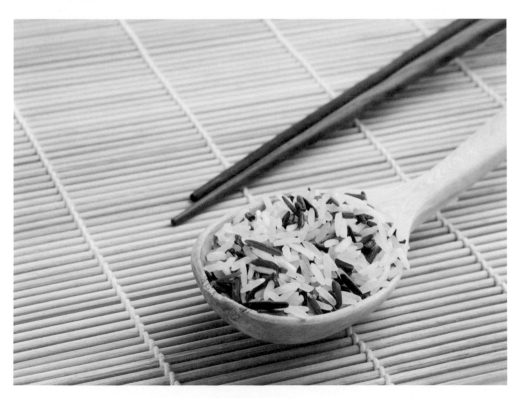

如果可以，將全穀雜糧的攝取由平常的一碗減少成半碗，並盡可能地安排在中午前吃掉！

第二步驟：戒糖

愈來愈多的研究報告顯示「糖」對身體的危害，國民健康署也在官網上設了「減糖專區」，告訴國人——「糖攝取過多，除了容易蛀牙，還會誘發胰島素抗阻，增加肥胖、代謝症候群的機率，還會使血壓、血糖、血脂升高，增加心血管疾病的風險，加速身體老化，此外也被懷疑可能會增加癌症風險。」

接著更舉全糖珍珠奶茶為例——「喝一杯含糖飲料，添加糖的攝取量就容易超過每日上限參考值。若每日攝取二千大卡，添加糖攝取應低於二百大卡，以一公克糖熱量四大卡計算，每日添加糖攝取應低於五十公克。而依據食藥署食品營養成分資料庫，一杯七百毫升的『全糖』珍珠奶茶，含糖量近六十二公克，一天一杯就超過每日糖攝取上限。」

由於很多食物裡就有含「糖」，像是洋蔥、玉米、胡蘿蔔或我們每天所吃的水果，因此，建議大家盡可能避免額外添加精緻糖的攝取。

在這當中，特別要注意的就是：①含糖飲料；②零食；③加工食品；④甜點。這些食物的含糖量可是非常驚人的高喔！

第三步驟：增加蛋白質和好油的攝取

蛋白質是維持身體運作及修復很重要的原料，優質的脂肪更是重要！

脂肪是構成身體細胞的重要成分，尤其是大腦、肝臟、腎臟等器官。在大腦必需的八種營養素中，脂肪位列第一；而在大腦的構成中，脂肪也佔了相當大的比例，主要用於生成新的細胞膜和維護已有的細胞膜。嬰兒的大腦和智力發育尤其需要脂肪，脂肪還能阻止衰老帶來的大腦退行性變化。

此外，維生素A、維生素D、維生素E等營養素都是脂溶性的，膳食中的脂肪能幫人體吸收它們。

國民健康署也建議大家可以在每餐增加無調味堅果種子的攝取，透過這些堅果攝取富含營養價值的好油！

減醣其實沒有你想的那麼難，建議大家掌握以上「三步驟」，就能聰明地輕鬆執行，讓減醣生活成為一種更健康的生活方式唷！

減醣四階段

第一階段：戒糖期（建議維持一週）

蛋白質20％、脂質45％、醣類（碳水化合物）35％。

以一般正常活動量女性、TDEE約1600大卡來說（男性請自行乘上1.3～1.5）：蛋白質80g、脂質80g、醣類（碳水化合物）140g。

▶目標

①戒「糖」，戒除所有含糖飲料、零食、加工品。

②戒「三白」，白飯、白麵、白麵包，含澱粉高的食物注意適量食用。

③戒「水果」，少量吃不甜的大番茄、芭樂或抗氧化力高的藍莓、黑莓等莓果類。

④養成閱讀營養標示的習慣，進而了解食物的含糖量。

⑤稍微增加蛋白質的攝取、煮菜時使用較高一點的油量。

第二階段：減醣期（建議維持二到三週）

蛋白質25％、脂質50～60％、醣類（碳水化合物）15～25％。

以一般正常活動量女性、TDEE約1600大卡來說（男性請自行乘上1.3～1.5）：蛋白質100g、脂質85～105g、醣類（碳水化合物）60～80g。

▶目標

①減「醣」，將戒糖期的140g醣量，以100g為初步目標，漸進式的降到只攝取60g，甚至更低但你覺得舒服的份量。

②養成吃東西之前查詢「食品的營養成分」的習慣，進而了解食材的三大營養素。

③平常攝取的肉類，要有意識地選擇油脂豐厚的種類，例如：原本常吃里肌肉，可換成五花肉；原本常吃白身魚，可換成鮭魚、鯖魚。

④如果可以，在起床時補充一大匙好油。

第三階段：限醣期（建議維持二到三個月）

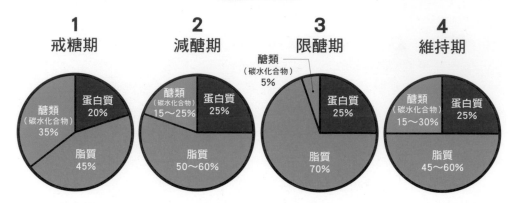

減醣四階段

1
戒糖期

2
減醣期

3
限醣期

4
維持期

1　戒糖期
蛋白質 20%
脂質 45%
醣類（碳水化合物） 35%

2　減醣期
蛋白質 25%
脂質 50～60%
醣類（碳水化合物） 15～25%

3　限醣期
蛋白質 25%
脂質 70%
醣類（碳水化合物） 5%

4　維持期
蛋白質 25%
脂質 45～60%
醣類（碳水化合物） 15～30%

　　如果你在減醣期覺得很舒服，效果也很滿意，這一個階段可以直接跳過！若是你有特殊的目的，例如：減重、控制血糖或胰島素，在減醣期沒有達到你的預期效果，建議你可以更嚴格降低「醣」量的攝取。

　　蛋白質25%、脂質70%、醣類（碳水化合物）5%。

　　以一般正常活動量女性、TDEE約1600大卡來說（男性請自行乘上1.3～1.5）：蛋白質100g、脂質124g、醣類（碳水化合物）20g。

▶**目標**

　　①限醣，從減醣期的60g降到20g，並與自己的身體對話，找到一個適合自己的每日醣攝取量。

　　②詳細計算「醣」量，確認沒有超量。

　　③使用血糖機，這可以協助你確認哪些食物對你來說較不適合，更容易造成血糖的震盪。

　　④讓身體習慣新的飲食方式，也讓自己將這個飲食方式生活化！

　　⑤增加好油的攝取量，尤其是omega-3的油脂，協助身體的修復。

第四階段：維持期

　　蛋白質25%、脂質45%～60%、醣類（碳水化合物）15%～30%。

　　以一般正常活動量女性、TDEE約1600大卡來說（男性請自行乘上1.3～1.5）：蛋白質100g、脂質80～105g、醣類（碳水化合物）60～120g。

▶目標

①你可以稍稍增加一點「醣」量，以確認自己可以長期維持的醣攝取量。

②將減醣飲食融入你的生活之中，要感覺是游刃有餘、輕鬆自在的！

③增加好油，讓你舒服的攝取各種優質脂肪！

④偶爾的聚餐、假期、旅行、活動若超過了醣量攝取，請不要太在意，隔天回來好好吃就行了，不用為此感到沮喪或焦慮。

Chapter 3

如何利用方便小工具
計算每日營養？

前文提到，確實的計算每日營養對執行生酮飲食是有必要的，然而到底要怎麼開始呢？是否需要什麼設備或是軟體呢？接下來，就讓我來簡單跟大家分享一下吧！

採購一個小型食物秤

剛開始進行生酮飲食的朋友，對於食物份量都會有很大的困惑：一塊肉的蛋白質大約多少？脂肪大約多少？青菜量三份又是多少？

因此，我會建議大家採購一個小型的食物秤，在家裡料理的時候可以先將你當餐的食物秤重，再看看它煮好之後的份量，大約兩、三次你就能夠用目測的方式估計你當餐食物的份量。

建議大家至少要能夠目測肉類跟青菜類的份量，我會建議大家可以從150g深綠色蔬菜和150g的五花肉開始。150g的深綠色蔬菜炒起來大概會是一個瓷碗的份量，150g的五花肉煮熟後切片大約是⅔個瓷碗的份量。

準備一份用餐的餐盤

就算你能夠掌握150g的青菜和肉類的份量，我還是會建議大家，與家人用餐時，一開始還是先準備一份自己的餐盤，將足夠份量的青菜、肉類先夾在餐盤上，以免邊吃邊聊天，吃完就忘了自己到底享用了多少的佳餚。

下載MyFitnessPal

每一種食材的營養比例、數字實在太複雜，真要列出一張Excel表來詳細計算，相信很多人會直接放棄。因此，一個方便好上手的APP絕對是必要的！

MyFitnessPal開放性的讓大家分享已經建構的資料，只要輸入食品名稱，就可以找到大家已經建構好的資料，選定後再輸入你當餐的份量，最後APP就會自動幫你加總計算營養比例。

只是有個小地方要多注意，裡面的資料是開放性建構的資料，難免會有一些錯誤數據，大家剛開始用的時候最好多選幾個數字來比對，通常只要是有兩、三筆資料的營養成分比例都差不多，那這個資料就不會有太大的問題。

若你希望吃得很精準，甚至可以在「食品藥物消費者知識服務網：食品營養成分查詢」查詢營養成分後自建資料，嘉惠大家唷！

這個APP有個最大的優點，就是它會記錄你時常吃的食物，因此當你第二次需要輸入這個食材時，會自動帶出上次的資料。因此，雖然一開始使用時稍稍有一點麻煩，但熟悉後會愈來愈順手唷！

善用食品藥物消費者知識服務網：食品營養成分查詢

雖然MyFitnessPal裡面有許多開放性建構的資料，但偶爾還是會有數字很怪，需要再次確認的；或是你人在外頭看到一樣食材，但不知道能不能吃時，這個政府的網站就很重要了！

輸入你想查詢的食物後，**先看「糖」的含量，再觀察「碳水化合物」**。

原則就是**含糖的食物絕對不碰，「碳水化合物」高的也先不碰**，回家稍微瞭解一下或詢問過後再決定是否享用。

食品藥物消費者知識服務網：

https://consumer.yda.gov.tw/Food/t=TFND.aspx?wodeID=178

Chapter 4

外食者如何開始生酮飲食？

必須外食的朋友，在瞭解生酮飲食的營養比例之後，通常都會先舉白旗投降。不要緊！花花在尋訪各大超市、便利商店後，發現其實外食者吃生酮飲食也沒這麼難。

外食朋友們，一起來找找適合你的生酮餐點吧！

超市、超商採買指南

「7-11」生酮外食攻略

▶第一名──「雅方隨意杯」（酸菜白肉鍋、羊肉爐）：適合很想來點暖和的湯品的人，一人份的湯頭裡面有羊肉、金針菇、豆皮，一杯的碳水化合物是4.6g，糖只有0.2g，我有時會加買一些關東煮的菇類放進去，感覺就像是一人小火鍋呀！

▶第二名──「石安牧場」溏心蛋、蒸蛋、滷蛋白：7-11的確比較難取得優質蛋白質，所以石安牧場的產品就是蛋白質首選，無論是溏心蛋、蒸蛋，都好吃，滷蛋白丁當點心很不賴。

▶第三名──關東煮：白玉蘿蔔、日式昆布、蒟蒻絲、鮮香菇、杏鮑菇、綠竹筍、埔里茭白筍、豆皮玉米筍、昆布卷、石安香滷玉子、滷豬血……，其實還挺多原形食物可以吃的，要餵飽自己也沒有那麼難的啦！不過，特別提醒大家，記得不能用沾醬，若覺得沒味道，可以沾鹽吃。至於湯頭的部分，還是建議大家淺嚐即止。

▶第四名──冷藏茭白筍、冷藏綠竹筍、生菜沙拉：我其實還是習慣帶自己準備

的沙拉出門，冷藏切塊茭白筍跟綠竹筍，除了補充膳食纖維，還讓我大口大口的吃進很多好油（淋好油或自製生酮醬料享用）！

▶ **第五名——CITY CAFE美式咖啡、氣泡水：**我個人每天一定都會喝兩杯美式咖啡，如果沒有奶泡機，也可以一口橄欖油一口咖啡，在口中稍微漱一下，讓油水乳化後再吞嚥！至於氣泡水，則是可以讓生酮朋友多攝取一些鈉和礦物質。

「全家」生酮外食攻略

尤其是設有「天和鮮物」冷凍櫃的大型店，變化可以比較多。

▶ **第一名——「雅方羊肉爐隨意杯」＋天和鮮食：**天和鮮食櫃有好多好東西，有含Omega-3的海藻豬肉片，還有魚片，我很找麻煩的用水果刀切薄片，雅方羊肉爐把料吃完後，將肉片、魚片放進湯裡放到蒸爐加熱，吃完後一整個非常感動呀！此外，有些門市還有麻油雞、藥膳排骨的隨意杯，碳水化合物和糖都不高（但薑母鴨隨意杯的碳水化合物很高，要小心）！

▶ **第二名——天和鮮魚高湯、龍膽石斑高湯：**天和鮮食有一個讓人超級無敵感動的好東西——魚高湯！魚高湯解凍後，加一片天和鮭魚切片，用蒸爐加熱，是很適合冬天的選擇呀！完全感覺像是在家喝魚湯！

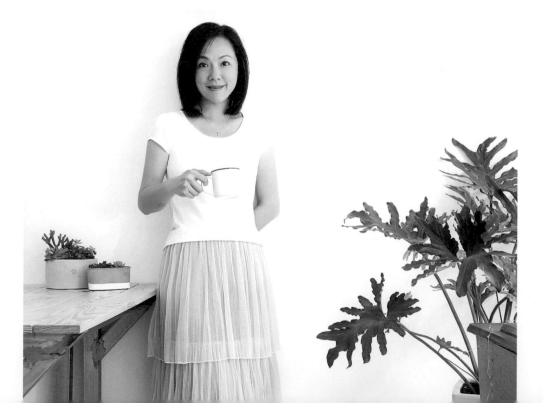

▶第三名──FamilyMart香菇雞燉湯：很適合冷冷的天氣，冬天就是要喝湯暖暖身體呀！

▶第四名──FamilyMart瑞典肉丸、紐澳良雞翅：嘴饞時買一包，一包碳水化合物5g、糖1g，味道還不錯，就是個塞牙縫看電視的好伴侶！

▶第五名──FamilyMart下酒菜系列（紅燒牛腩、辣味牛肚）：這個罐頭拿來下酒非常不賴！我個人覺得跟生菜應該也很搭！

▶第六名──FamilyMart野菜沙拉、芭樂、茶葉蛋：全家的蔬菜選擇真的比較少，少了關東煮，只剩沙拉、芭樂、茶葉蛋，所以自備沙拉還是很必要的。

▶第七名──舒味思檸檬氣泡水：聽說是全家獨賣，雖然加了點天然香料，但有檸檬香真的覺得好清爽！

「全聯」生酮外食攻略

　　全聯一直是我的好朋友，這兩年全聯增加了很多品質不錯的生鮮品項，加上有機青菜、各地特色名產，還有很多方便的即食品選擇，外食族可以買即食品加熱食用，還可以順便買菜回家煮，一舉兩得！

▶第一名──元進莊（枸杞人蔘雞、油雞胸雞翅、醉雞腿）：我曾經訪問過元進莊，也一直很喜歡這個廠商，很用心、很實在！枸杞人蔘雞的碳水化合物稍高一點（1份7克），可能是枸杞的緣故，至於油雞胸、油雞翅、醉雞腿，碳水化合物都在1克以下，一份的份量很足，大致可以吃兩餐，非常實惠（但這些食物還是需要加熱設備）。

▶第二名──饗城（酒藏冰醉蝦、藥燉排骨）：冬天可以吃上一碗藥燉排骨，也是很享受的事，一包1000克，碳水化合物是21克，分兩次吃，基本上是很安全的份量，冰醉蝦則是可以買新鮮萵苣來包著吃，若是再搭配花花老師我的凱撒沙拉醬 P102 或是辣橄欖油 P114 沾著吃，就更無敵了！

▶第三名──美味堂（滷牛花腱、滷蛋海帶、滷金錢牛肚）：碳水化合物極低的滷味，是很不錯的選擇，但是千萬注意不要買豬腳，因為豬腳通常都含很大量的糖。

▶第四名──滷蛋、福記茶葉蛋、福記溏心蛋、皮蛋：滷蛋、茶葉蛋、皮蛋（皮蛋可加低糖醬油）通常都是最安全的選擇，比較不容易出錯。

▶ 第五名——奶油（EMBORG、LURPA、安佳無鹽奶油）：沒東西吃的時候，我很喜歡把身上的「松露鹽」、「火山鹽」、「黑海鹽」拿出來，灑在奶油上面單吃。

▶ 第六名——新鮮萵苣＋自製沙拉醬：**新鮮萵苣絕對是你吃油的好幫手**，豪氣的加上花花教大家做的醬料，如果可以，再加入滷味、醉蝦、起司、奶油乳酪、鮪魚片一起吃，就是很豐富的一餐！

▶ 第七名——Arle高達切片乾酪、馬自拉切片乾酪：如果萵苣不想加中式的滷味、醉蝦，也可以買Arle的切片乾酪，無論是高達、馬自拉都非常好吃！早在沒生酮飲食的時候，我就很常買來吃，但要注意最好是買天然動物的乾酪；Arle有出一些植物性的乾酪，比較不推薦。

▶ 第八名——Philadelphia菲力奶油乳酪：夾在生菜裡面，或是加點堅果，就好好吃啦！

▶ 第九名——泰源油悶筍：把油悶筍當零嘴，是不是只有我會這麼吃呢？其實，大家也可以再搭上第十名的中華豆腐、嫩豆腐或是蛋豆腐，就能夠很幸福的享用了。

▶ 第十名——中華豆腐、嫩豆腐、蛋豆腐：建議可以搭配第十三名、第十四名的醬油，加上一包柴魚片，或是加皮蛋，就超級好吃的啦！（有人不愛吃皮蛋豆腐嗎？）

▶ 第十一名——新東陽水煮鮪魚片：一樣是加點生菜、淋點醬料就超級美味！（拜託你們，公司裡一定要放一罐我教你們做的醬料好嗎？）

▶ 第十二名——新東陽（辣味肉醬、原味肉醬、蒟蒻絲）：低碳、低糖的辣味肉醬、原味肉醬，加上蒟蒻絲，就是好吃的肉醬蒟蒻麵。蒟蒻絲跟肉醬直接以泡熱水3分鐘的方式加熱，拌在一起就很好吃。

▶ 第十三名——黑豆桑極品薄鹽黑金醬油、黑龍無添加薄鹽黑豆蔭油：這可是我一罐一罐檢查才找到的低碳醬油！

▶ 第十四名——愛之味紅豆水、薏仁水、黑豆水、氣泡水。

▶ 第十五名——韓廚糯米辣椒醬：是嗜吃辣的朋友的好朋友，這款低碳、低糖的辣椒醬是吃燙青菜的好搭檔。

▶ 第十六名——綠竹筍：沾沙拉醬就可以吃唷！在補充膳食纖維的同時，也補充油脂。

▶第十七名——**仙草、愛玉**：無糖的仙草、愛玉也是超低碳水化合物的，不加糖其實也很好吃。

▶第十八名——**各式青菜、菇類**：如果你的辦公室有微波爐或電磁爐，基本上就能夠燙青菜、各式菇類，青菜加上肉醬、油悶筍，或拌上花花設計的醬料，生酮飲食其實滿享受的啦！

如何選擇餐廳？

▶**涮涮鍋**：請老闆將加工食品都替換成深色蔬菜，如果不信任店家的湯底，就請老闆給白開水當湯底，加上一份肉類，最後打一顆蛋花在湯裡，把湯喝完就是有飽足感的一餐。

▶**美式漢堡**：點一份美式漢堡，請店家不用給麵包，再多點一份生菜，油脂、蛋白質都足夠。

▶**麻辣燙**：選擇清燙三份青菜，加上適量蛋白質，再自備一些辣橄欖油 P114 來補充脂肪量。

▶**自助餐**：選擇三份（一份大約是八分滿飯碗）深綠色葉菜，再夾一塊油脂量豐厚的肉類，例如五花肉、鮭魚排。最好再自備花花老師設計的自製醬料，就能夠完美符合生酮的營養比例嘍！

▶**西餐廳**：一般來說，西餐廳（包含法式、義式等等）裡除了義大利麵、燉飯，一定還會提供排餐跟沙拉的選擇，請大家選擇油脂豐厚的排餐（像是牛小排、雞腿排等），再加上一份雞肉或是鮭魚沙拉，至於沙拉醬，可以使用自備的橄欖油或油醋醬 P106 。

▶**麵攤**：燙一份嘴邊肉或大腸、粉腸不加醬，點一碗骨仔肉湯或下水湯（動物內臟所煮成的湯），請老闆不加味精；接著請點三份青菜，請老闆不要加醬料，淋上自備鹽以及醬料。

▶**一般熱炒小吃店**：可以點各式炒青菜、烤肥腸、烤魚、烤松板豬、烤牛小排，請老闆不要加醬料；若店家有（或自備），可以撒芝麻。

▶**鹽酥雞**：真的想吃鹽酥雞的時候，請挑選雞皮、內臟、皮蛋等等不裹粉的原形食物，此外，再多挑一些青菜（如花椰菜、四季豆、玉米筍等等），請老闆不要沾粉炸。

▶**臺菜、客家菜餐廳**：我覺得臺菜跟客家菜餐廳其實有很多生酮飲食者可以吃的東西，像是大家通常都會點的油雞、燻鴨。至於烤雞、烤鴨，因為外頭通常有塗蜜汁，所以建議不要吃皮；此外，有勾芡的食物盡量都要稍微過個水，肉或菜都可以吃！

▶**日本料理**：各式生魚片（尤其是魚肚為佳）、各式烤物、沙拉、手捲（請老闆不要加白飯，不加沙拉）。

▶**鹽水雞**：由於鹽水雞攤上大多都是水煮的食物，只要多挑一些青菜類食物，選擇油脂較多的肉類，避開澱粉跟加工品，大概就沒什麼問題。

如何帶飯盒？

▶**善用醬料**：早上起床後，將青菜或肉片燙好放在保鮮盒裡，午餐時加上喜歡的醬料就可以輕鬆享用。

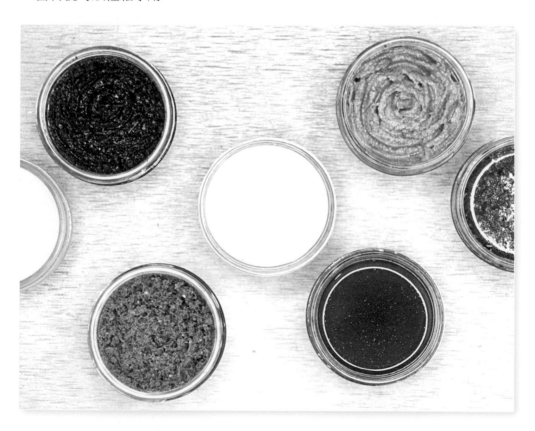

▶ **冰箱常備菜**：本書食譜中有註明「常備菜」的，就表示適合當作常備菜，大家平時可以在冰箱裡備上一鍋，到了用餐時間，只要簡單加熱或盛盤就可以輕鬆上菜享用了。

▶ **放涼後依然好吃的餐食**：本書所謂的便當菜，就是放涼或簡單加熱風味依然不減的菜餚，花花在食譜內也會標示出便當菜，希望大家都可以為自己準備好吃的飯盒唷！

素食者如何進行生酮飲食？

（食譜內已設計素食生酮料理，會加以標記）

　　素食者吃生酮飲食雖然難度較高，但只要能多注意一些眉角並擅用技巧，一樣能夠進入酮症：

▶ **挑選優質飽和脂肪酸以及不飽和脂肪酸的優質油品**：就我個人的用餐經驗，素食餐廳一般使用的食用油，通常品質不會太好，加上素食者無法從肉類補充飽和脂肪酸，因此我會建議素食者儘可能自己料理，或是盡量購買清燙的蔬菜淋上自備的醬料。再來，就是要固定攝取含Omega-3、Omega-9的好油——吃好油真的非常非常重要喔！尤其是富含多種蛋白質的老虎堅果油，更是素食者必備的生酮幫手！

▶ **蛋白質攝取**：外頭買的素食豆製品要少吃！建議尋找有品質的賣家，購買非基改甚至是有機的豆漿、豆皮、豆腐、豆乾，除此之外，還可以吃的有豌豆、毛豆——其實，豌豆苗、菠菜、綠花椰菜、球芽甘藍，還有菇類等，也都有植物性蛋白質喔！奶蛋素的朋友，選擇的空間就更大了，可以吃雞蛋、鴨蛋、自製優格、自製酸奶油或各式起司都有豐富的蛋白質，但是食用時還是要注意計算蛋白質的份量。

▶ **利用堅果補充營養**：南瓜籽、榛果、杏仁、葵瓜子裡都還有豐富營養元素，並且有豐富油脂及蛋白質，但是一樣還是注意攝取的份量，盡可能地控制碳水化合物。

　　話說回來，任何健康飲食都一樣，想真正的確實執行，盡量自己開伙是最

好的，若因為工作、聚餐而必須外食，請大家務必掌握生酮飲食營養比例的原則，並且盡量選擇天然、食物原形，避開醬料、勾芡、濃湯、油炸麵衣……等，就能輕鬆享用生酮飲食囉！

Part 2

打造好用的
生酮廚房

Chapter 5

過濾家裡的
常備醬料及調味品

很多朋友會覺得要準備生酮餐點十分複雜，但花花以過來人的身分拍胸脯保證：只要能夠把握住幾個小原則，為自己和家人準備生酮餐點，其實真的一點都不難唷！

淘汰地雷調味料

為了避免碳水化合物暗暗的躲藏在你不知道的地方，瞭解你家廚房裡的醬料，是首要也是絕對必要的事，它們經常就是碳水化合物最佳的藏匿處！現在，請你將家中現有的醬料全部拿出來，一一仔細研讀包裝上的營養標示，瞭解每種醬料的含糖比例，太高的就淘汰掉，不高的則可以酌量使用！這樣一來，就能避免地雷醬料破壞你的生酮飲食計畫！

── 馬上淘汰地雷醬料 ──

- **含糖量過高的醬料**。例如：醬油膏、蠔油、味醂、醋、甜辣醬、各式沾醬。
- **含澱粉調味品**。例如：太白粉、地瓜粉、蓮藕粉、樹薯粉、麵粉、玉米粉。
- **甜味劑**。例如：各式糖類、味精、鰹魚粉。

增加優質油品

　　執行生酮飲食需要攝取大量的油脂，因此油脂的選擇非常的重要！建議大家油品的準備以**不飽和脂肪酸為主**，因為我們平常食用的肉類已經補充了飽和脂肪酸。

　　至於熱炒的部分，若是需要大火熱炒，建議使用耐高溫的水煮豬油或自煸豬油、雞油，至於攝氏200度以下的炒青菜，可以選用冷壓初榨橄欖油。涼拌也是一個很好的方式，不加熱更可以保留食物跟油脂的營養。

視烹調方式選擇油品

- 涼拌用油品：橄欖油、南瓜籽油、紫蘇籽油、苦茶油、亞麻籽油。
- 熱炒類油品：義美水煮豬油、自煸豬油、自煸雞油、鵝油、鴨油、椰子油、冷壓初榨橄欖油。
- 直接飲用油品：南瓜籽油、紫蘇籽油、橄欖油、夏威夷果油、奇亞籽油。

增加各式好鹽

　　很多人以為，「鹽」不過只是一個增添餐點風味的調味品，其實，鹽不單單是生物體內的主要成分，更是身體裡的必需要素，對於維持體內的離子平衡，以及神經系統的傳遞運作，皆有十分重要的功能。除此之外，鹽還是天然的防腐劑，本書食譜中的自製培根 P152 及迷迭香鹽之花漬鮭魚 P167 就是利用鹽來達到天然防腐的效果。

　　鹽的選擇也很多，市面上的商品大致上可以分成天然海鹽、岩鹽與精鹽。

　　精鹽的氯化鈉高達99.6%，只有鹹味，但天然海鹽、岩鹽含有其他微量元素（裡面有各種不同的礦物質），再加上天然製造，因此有較為豐富的風味，我個人覺得，熬湯的時候加點海鹽，那個甘甜味會更加明顯，再加上人體本來就需要補充各種微量元素，所以花花建議可以購買海鹽使用，讓菜餚更加鮮美。

天然鹽 VS. 精鹽

	天然海鹽、岩鹽	精鹽
氯化鈉	93～95%	99.6%
微量元素	5～7%	0%
製作方式	海水日曬後，再經人工純化。岩鹽則是從鹽礦採收的食鹽，將鹽塊挖出來之後磨碎，就是岩鹽。	先將海水抽進工廠，再用電解析膜方式把海水中的氯離子與鈉離子分析出來，然後再組合而成為鹽。
風味	入口後會回甘。	只有鹹味。

採購優質好鹽

　　大家可以多多研究、探索各式海鹽的營養成分和風味，選擇自己喜歡的。除此之外，花花也推薦大家可以試試其他好鹽：

● 鹽之花：法國料理最愛使用的鹽，鹹度不高，不適合加熱，直接灑在蔬菜或肉類上食用，最能感受它細緻的風味。

● 玫瑰岩鹽：高含量的鐵質使得玫瑰鹽呈現浪漫的玫瑰粉，故又稱為「玫瑰鹽」。被認為是最純淨的鹽巴之一，再加上顏色漂亮而特別受到廚師青睞，鹹中回甘的滋味可以提升料理的層次。

● 火山鹽：也是岩鹽的一種，混合了火山熔岩炭，有豐富的礦物質，帶有淡淡的硫礦味，微微的焦烤味非常適合燒烤類料理。

● 雪鹽：日本沖繩宮古島的珊瑚石灰岩海域，利用石灰岩過濾的海水為原料，呈現雪花般的白細粉末。雪鹽能快速溶解，口感相當柔和，鹹味低，我特別喜歡加在湯餚中，湯品會有柔和的自然回甘。

● 猶太鹽：猶太鹽的結晶顆粒是多角型的碎片狀，屬於加工程度少的鹽巴，含碘量較低，較不會影響菜餚的風味，特別適合用來做烹飪前的醃漬，例如：火腿、油封鴨。

● 松露鹽：添加了松露碎屑的鹽巴，無論是灑在奶油上單吃，或是出門時灑在肉類、蛋類食品上，都可以增添食物的香氣。

增加各式香草、香料

　　很多人都以為，香料不過就是增添菜餚風味的配角，其實不然，各式香料植物都有著你所不知道的神奇功效！有些香料甚至還能促進食慾、提升消化、代謝功能，並且有排毒、預防消化不良的效果，可說是調養身體的藥石。

　　花花最常用的一種香料就是普羅旺斯香料，使用南法普羅旺斯當地盛產的香草，價格親切合理，一般以迷迭香、牛膝草、羅勒、風輪菜、月桂葉和百里香混製而成，有時還會加入薰衣草或其他香草，比例依製造者的喜好而定，但無論混製比例為何，百里香都是其中的主調，用以統合其餘的香草味道。用在肉類、魚類甚至是蔬菜佳餚上，輕輕鬆鬆就可以增添異國風味，是一種極為方便的綜合香料。

　　至於嗜辣的朋友，可以準備一罐西班牙紅椒粉，對肉類或蔬菜也都有提味、增香的效果，只是紅椒粉含有少量的糖，得要適量使用。

採購各式香料增加菜餚的豐富度

　　可以選擇的有：普羅旺斯香料、月桂葉、巴西里、迷迭香、西班牙紅椒粉……

Chapter 6

生酮料理建議常備器具

很多人會問我家裡會準備什麼樣的料理器材，我大致上會分為兩類，一類是鍋具，另一類是料理的器具。

鍋具部分

為了方便以及好操作的考量，幾乎每個家裡都會有一隻不沾鍋。不沾鍋的原理就是在鍋子表層鍍上一層「聚四氟乙烯」（俗稱鐵氟龍），達到不沾、好清洗的效果。然而，二〇〇五年美國發現不沾鍋的內層含有「全氟辛酸」，高溫使用就會溶出，「全氟辛酸」不但會傷害肝臟、影響內分泌系統，甚至有致癌的風險。正因為不沾鍋一刮傷就會開始釋放有毒物質，再加上不耐高溫（偏偏臺式料理又多高溫翻炒的菜式），近年來在健康意識抬頭後，民眾反而回過頭來選擇傳統鐵鍋。

只是，老式臺灣鐵鍋不但沉重，還不好保養，因而讓許多主婦望之卻步，因此歐美的鐵鍋——尤其是有著悠久飲食文化的法國，研發出各式方便使用的鍋形，並從材質上下手研究，以求更加方便地達到天然、不沾的效果。要注意的是，這類鐵鍋通常需要多增加一些些保養的功夫——每次使用完畢烘乾並塗上薄薄的油防鏽；此外，每次使用前要確實用中火預熱再加油，油熱後才放食材，這樣才能達到完全不沾的效果。

一隻好的鐵鍋可以用一輩子，甚至可以當做傳家寶，真心建議大家一定要選擇安全的鍋具，生酮飲食不只是在食材上精挑細選，鍋具的挑選也是讓料理健康又美味的關鍵唷！

我的廚房不大，實用性對我來說很重要，最好可以**一鍋多用**，好保養、好整理、方便使用！因此，我滿推薦無塗層的鐵鍋及鑄鐵鍋的。鐵鍋及鑄鐵鍋有幾個優點：

▶**節能**：當鍋子的溫度到達後，就可以長時間保持持續的溫度，節省炒菜時間、保留蔬菜鮮甜，而在熬煮食物時，還可以用小火保溫，不但節省能源，還能夠讓肉質軟嫩不乾澀。

▶**使用壽命長**：只要保養得宜，一個鍋子甚至可以使用一輩子。

▶**最好的不沾鍋**：只要每次使用完烘乾塗油，就是最天然的不沾鍋，煎魚、煎蛋都可以完美漂亮。

　　我自己常用的鍋子大致上可以分為兩類：

　　一類是碳鋼鍋，通常用在需要移鍋、翻炒的臺式料理。在這當中，深鍋用來料理需要翻鍋、食材蓬鬆或有醬汁的料理（例如炒青菜、宮保雞丁），淺鍋則用來煎煮。

　　另一類則是鑄鐵鍋，通常用在不需移鍋的料理，例如煎牛排、進烤箱烘烤直接將鍋子當成烤盤等等：

▶**碳鋼深鍋**：歐美的碳鋼鍋大部分都是淺鍋，對於需要翻鍋的臺式料理——特別是翻炒體積蓬鬆的青菜或有湯汁的料理——真的非常不方便。我不斷地尋尋覓覓，終於找到了一款法國百年品牌Du Buyer生產的純碳鋼深炒鍋，其高導熱及優質保溫效果等特色，可以讓習慣烹煮臺菜的主婦在準備料理的過程當中更加得心應手。

▶**碳鋼煎炒鍋**：鑄鐵炒鍋的重量，對主婦來說真的是個「沉重的負擔」，因此，我個人還是喜歡重量較輕的LODEG碳鋼煎鍋。碳鋼的導熱比鑄鐵更好，一樣具有優質的保溫性，炒菜時不會因為中途加入食材而使鍋中溫度降低，是煎炒時必備的廚房備品。

▶**小型平底鑄鐵鍋**：輕巧的重量及鍋形很適合主婦使用，也不會過於負擔。是一鍋到底、先炒後烤料理或早餐煎蛋、煎肉片的方便好選擇。

▶**橫紋鑄鐵鍋**：煎牛排、松阪豬、鴨胸這一類油脂豐厚的肉類，LODEG橫紋鑄

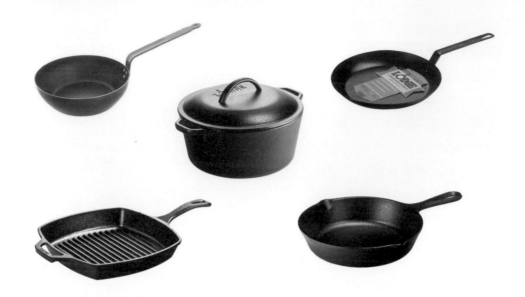

鐵鍋可以讓肉品不浸在油脂裡加熱而過度乾柴，還能夠提供肉品足夠的溫度，是完美煎出排餐的好幫手。

▶ **鑄鐵燉鍋**：燉煮湯品使用保溫性高的鑄鐵鍋，可以用極小火讓湯汁處在熱而不滾的狀態，不但能夠讓肉質軟嫩不乾柴，還能節省能源，一舉兩得。

料理器具

除了鍋具，如果家裡也備有以下這些料理器具，會讓烹飪這件事更加的方便，如此一來，便較能持續開伙的好習慣。

▶ **低溫烹調機**：現代人都忙碌，就算真的有心要在家料理，也會希望可以方便有效率，這時候，低溫烹調機就會是個不錯的好幫手。除了方便，低溫烹調還有不少的優點：

(1) **簡單烹調出軟嫩多汁的肉質**：由於蛋白質在攝氏六十五度以上就會讓組織變得緊密，因而流失肉汁，使口感變得乾柴、不好入口。利用低溫長時間的熟成，保有肉品的軟嫩多汁，有助於料理更美味。

(2) **低溫烹調可以保有最高的營養成分**：很多的營養素會在高溫時被破壞，例如Omega-3，在攝氏七十度以上就會被破壞，因此，高溫料理油脂豐厚的魚

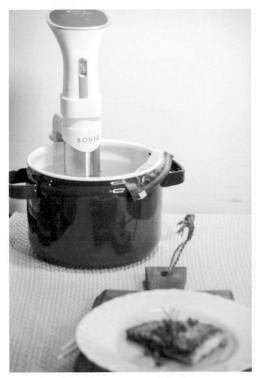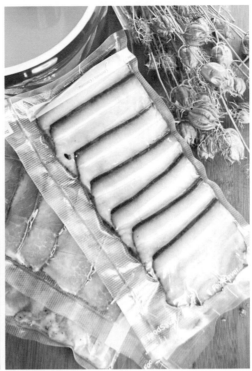

類，其實並不是個好選擇。利用低溫熟成的方式，能保留最多的營養素，絕對是生酮飲食最好的夥伴。

(3) **可以大量製作常備菜**：大量製作常備菜後真空包裝冷凍保存，需要的前一天取出退冰加熱，就可以食用，簡單、方便、節省時間——隨時能夠應付中午的便當，下班回家後也可以快速五分鐘上菜！

(4) **使用方式簡單，人人都可以是大廚**：幾乎所有食材的料理方式都一樣，將食材做簡單調味，真空封存放入水中，調好時間取出就完成了！若沒有馬上食用，也可以放涼後送冷凍、冷藏保存，解凍加熱後依然保有高品質口感，達到美味與營養兼具的目的。

▶ **真空包裝機**：如果你習慣購買大量食材，無法一次吃完，妥善地保存絕對很有必要。花花試過，真空封存的效果非常好，可以大大改善食材太多、無法消耗，最後放到變質的問題！要請大家注意的是，真空包裝機的真空袋，最好要選用PP材質的，PP材質平均可以耐熱攝氏一百二十度至一百六十度，無論是退冰、加熱，都不用擔心塑化劑的問題。

真空袋材質是否有溶出塑化劑的問題？

把食物裝在真空袋裡，用恆定的溫度隔水加熱食物（又稱「舒肥」），達到低溫烹調的目的，的確有很多好處，但真空袋在料理過程中，會不會釋出塑化劑呢？

關於這點，我特別請教了檢驗設備的廠商。

一般來説，PP材質的真空袋都可以耐熱到攝氏一百二十度，但是我建議大家最好不超過攝氏七十度；此外，也儘可能不要添加油脂在真空袋裡面，因為油脂會增加塑化劑的溶出。因此，若是製作油封鴨，需要超過攝氏七十度，又必須使用油封，我會建議使用矽膠商品（如後文説明），會更加安全。

▶**均質機**：用來均勻食材，兼具打碎的功能。

▶**手持電動攪拌機**：與均質機不同的地方，在於手持電動攪拌機可以將空氣打入，例如：美乃滋、蛋糕就得使用手持電動攪拌機。

▶**矽膠密封袋**：在調理溫度攝氏七十度以上，或是必須油封的料理，就建議使用矽膠密封袋，減少塑化劑的風險。平時，矽膠密封袋也可以是很好的容器，裝盛午餐或湯品都是很棒的選擇。

Chapter 7

食材挑選基本原則

坦白說，生酮飲食之後最大的收穫，是促使我開始更深入的去認識所有食材的營養成分，也更重視攝取食物的營養比例，而不單單只著眼於美味（當然對花花來說，美味還是非常重要的一件事）。

當你能夠認識自己吃進身體、提供生活所需能量的食物，你才會自然而然地發自內心的感謝它們。至於瘦身、變美、得到健康、體力變好、變年輕，都只是這個飲食的附加價值！

因此，學會如何挑選食材，絕對是生酮飲食最重要的關鍵之一。

當季時令蔬菜

雖然是老生常談，但我還是建議大家儘可能購買當令的蔬菜來享用，因為當令的蔬菜是在適合當季的風土狀況生長的，農夫照顧起來較為輕鬆，就較不需要額外的肥料來幫助其生長。

除此之外，每個季節的蔬菜其實都是當季滋養我們身體最好的保養品，例如：夏天吃冬瓜可以清熱退火，冬天吃芥菜有助於預防感冒、增強抵抗力、促進新陳代謝。《皇帝內經・素問》云：「人以天地之氣生，四時之法成。」提醒我們要依著大自然提供的物質條件而生存，並因應四時陰陽變化使生命成長，最基本的就是：因應二十四節氣改變來配合養生。因此，順應二十四節氣養生，食用二十四節氣飲食，是很重要的一門功課。

再來，就是要多選擇深綠的葉菜類、芽菜、菇類，儘可能避免採購根莖類或甜味較高的蔬菜，蔬菜的選擇細節會在食材的篇章再做介紹。

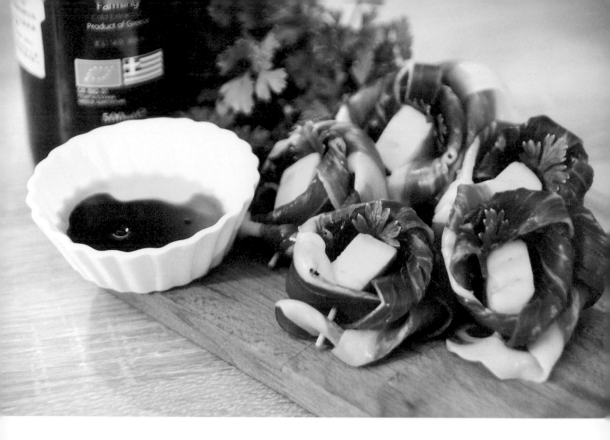

購買新鮮的優質肉品

　　由於現在採購食材很方便，因此真的建議大家<u>儘可能少量的購買新鮮優質肉品</u>，新鮮的肉品有光澤而且具有彈性，好的肉品甜度高，而且不會有令人不舒服的肉腥味。採購時記得要看清楚製造日期，買最新鮮的肉品，並且在短時間內吃完；若是在大賣場購買大量肉品，回家後立刻分裝冷凍，儘可能不要冷凍超過一個月，至於分裝的份量就是單次可以吃完的份量，使用前一晚放在冷藏室退冰，以保持肉品的新鮮度，退冰後建議當天要吃完以保持新鮮。

花花的廚房常備品

▶ **醬料**：魅雅紅酒醋、魅雅白酒醋、魅雅迪戎芥末醬、烏斯特醬、西班牙紅椒粉……等。

▶ **鹽**：松露鹽、黑鹽、玫瑰鹽、雪鹽、猶太鹽……等。

▶ **香料**：普羅旺斯香料、各式乾燥香料……等。

▶ **醬油**：黑豆桑極品薄鹽黑金醬油、黑龍無添加薄鹽黑豆蔭油……等。

▶ **油品**：橄欖油、豬油……等。

▶ **糖替代食材**：赤藻醣醇、羅漢果醣……等。

▶ **澱粉替代食材**：旭家蒟蒻麵、蒟蒻米、蒟蒻雙魷、杏仁粉、榛果粉……等。

海鮮類建議小量購買並儘速吃完

　　海鮮是非常容易腐敗的食物，因此建議購買小份量儘快吃完，其實大部分的海鮮蛋白質都很高，而且不少海鮮裡甚至都有碳水化合物，因此千萬不要大量購買。

── Costco採購指南 ──

　　想一次找到生酮飲食的推薦食材，我覺得Costco其實是相當好的採購地點。

● **肉類**：整塊牛小排（回家冰凍三小時後，分切並真空包裝，最划算）、牛絞肉、牛肋條、肋眼牛排、嫩肩牛排（做生火腿）、去骨雞腿肉、五花豬肉片、松阪豬肉……。

● **魚類**：鮭魚、鱈魚、鯖魚……。

● **醬料**：整顆番茄、切塊番茄……。

● **冷凍莓果**：藍莓、草莓、覆盆莓、蔓越梅……。

● **乳製品**：酸奶油、核桃、莫扎瑞拉起司、奶油……。

● **臘腸**：義式臘腸、生火腿……。

● **堅果**：奇亞籽、胡桃、夏威夷果……。

Chapter 8

從食物的組成到挑好食材

　　自孩提有印象開始，我幾乎都在家裡享用媽媽親手烹調的三餐。由於從小就住在果菜運銷公司附近，父親有許多批發市場的友人，因此餐桌上一定是當季盛產的蔬果或當令食材，對我而言，享用好品質的新鮮食物是很理所當然的事！

　　長大經濟獨立後，開始探索各式料理，路旁小吃、美食餐廳，讓我豐富了對食材與味道的廣度。母親的料理奠定了我對臺菜挑剔的味蕾，長期在巷弄裡尋美食的經驗，則帶領我進入更加豐沛的味覺感官刺激，我也是在探索美食的過程中，才慢慢體會到：原來，能夠享用新鮮好品質的食物，對一般人來說其實並不那麼理所當然。印象最深刻的就是讀大學時，在外頭吃了一客蝦仁炒飯，那過於彈牙的脆度及空洞的味覺，讓我十分好奇，回家後問了母親才知道，外頭餐廳使用的蝦仁大都泡了藥水來增加口感，卻失去了甜度，難怪每回家中宴客，賓客們總是驚艷著我們家蝦仁的甜度與口感。

　　只吃好東西，竟然並不如我想像中容易！

　　這個發現，讓我一直興起想要帶大家逛市場、教大家如何買菜的念頭！因為再好的廚藝，頂多只是遮蓋平庸或不良食材的缺點，而無法真的將它們變身為美味佳餚──**好廚藝終究始於好食材！**從產地採收、運送、挑選、如何在路上保鮮、回家整理、分裝、保存……等，其實都有許多的小訣竅。我向來最佩服的，就是那些信手捻來一桌好菜的資深廚娘們，跟著婆婆媽媽身旁料理，就是最扎實而難得的一堂烹飪課程！

　　接觸生酮飲食，閱讀相關研究資料後，我赫然發現，生酮飲食**只吃原形食物並深入瞭解各種食物的組成、適合的烹調方式**的理論，竟與自己一直以來想推廣的方向相符──瞭解食物並且只吃好食物，就是健康的不二法門！好食物，指

的不是「昂貴」的食材，而是當季盛產配合時令的新鮮蔬菜、優質的魚、肉、蛋、奶，用心挑選每一種能夠提供你身體能量的食材，並使用適當的方式來烹調它，就能夠讓我們在維持健康的同時享受美味！

　　既然要討論挑選好食材，那就得從瞭解食物的組成開始討論：組成食物的主要化合物是水、蛋白質、碳水化合物，以及脂肪、維生素、礦物質，在烹調的過程中，它們發生變化，並產生食物特有的結構和質地。

水

　　水是所有新鮮食物中最重要的化合物，讓食物濕潤、好入口，食材若失去水分，就會變得乾扁粗糙（尤其是蔬菜）。不過，有時候我們也會利用將水分去除的方式來增添酥脆口感（例如：櫛瓜脆片）。

　　建議大家儘可能購買<u>乾燥無水氣的新鮮蔬菜</u>，回來後用報紙包著、用塑膠袋封好，放置冰箱的蔬果保鮮層冷藏保存—— 冰箱雖然能延緩食物腐敗的速度，但還是會讓蔬菜的水分不斷流失，因此要趁新鮮盡快食用完畢。

　　除了食物中含有的水分，也建議大家可以飲用含鈉的氣泡水，除了補充水分，還可以補充所需的電解質。

　　我自己的習慣是，每天會準備一罐1000ml的水在身上，或是下載「喝水時間」或「WaterMinder」之類的手機APP，隨時提醒自己要補充水分。

專家重點提醒　**張誠徽醫學顧問**　有關水分的攝取

　　水在人體扮演重要的角色，但是一天到底該補充多少水分呢？在傳統觀念裡「每天八杯水」早已成為人們爛熟於心的「健康理念」，然而最近的一項研究發現或許會顛覆人們的認識。《美國國家科學院學報》一篇論文表明，澳大利亞莫納什大學研究人員首次揭示了調整人體內液體攝入的機制，並表示過度飲水或許會導致致命的水中毒。

　　該研究發現，過量飲水後，人的大腦會發出「禁止攝水」的信號，從而嚴格維持體內的水量。澳大利亞莫納什大學生物醫學研究所

副教授麥可‧法雷爾（Michael Farrell）表示，飲水過多可能會導致水中毒或低鈉血症——血液中的鈉含量過低，會出現嗜睡、噁心、抽搐和昏迷等症狀。「馬拉松選手常常被告知要多喝水，但有時候他們會因盲目遵從一些建議飲用了遠遠超過自身所需的過量的水而導致死亡。」身體產生口渴的反應是因為鈉離子過低，所以口渴時應該先補充玫瑰鹽，看看是否能降低口渴的感覺。此外，身體分解脂肪的過程也會產生水分，所以真的不需要過度補充水分，以免流失更多礦物質，「如果我們只是根據身體需求去做——只是口渴時才喝水，而不是遵循詳盡的喝水計畫，或許對身體會更好。」

蛋白質

　　蛋白質是肉類、海鮮、蛋類、乳製品的主要成分，當溫度上升到攝氏四十至六十度時，蛋白質會開始凝結，若是以超出凝結點的溫度加熱，蛋白質會黏結得更緊密，將水分排擠出來，因此，肉類和魚類高溫烹煮過頭會變乾、變柴，烹調時掌握溫度，將是讓肉質軟嫩多汁美味的關鍵！

　　烹調含高蛋白質食材熟成的方式有兩種：

(1)**高溫加熱**：切成薄片的肉類較適合使用這樣的加熱方式，但要注意控制烹調時間，過度加熱導致水分流失後，不但會讓營養流失，口感也會變差。

(2)**低溫烹調**：將肉類及調味料真空包裝後放置低溫調理機烹調。美國食品安全局對食物保存的要求是要達到巴氏殺菌，也就是烹調後中心溫度要達到攝氏五十八度以上，這樣才能殺掉大部分的細菌；日本的規定更嚴格，要求食物在烹調後的中心溫度要達到攝氏六十五度以上。低溫長時間烹調可以保留食材的完全營養，再者，肉類膠原蛋白的部分會在五十五度時開始溶解，因此這種烹調方式能讓口感變得軟嫩，再加上真空包裝，還可以減少水分流失、避免食物感染。特別是富含DHA、EPA（都是Omega-3脂肪酸）的魚類食材，超過攝氏七十度會讓DHA、EPA被破壞或是氧化，因此，運用低溫烹調的方式保留魚類食材裡的優質油脂，絕對是最好的烹調選擇！

執行生酮飲食的你，一定要攝取**足量但不過量的優質蛋白質**。除此之外，比較建議攝取的是肉類、魚類的蛋白質，因為這樣可以同時攝取到優質的蛋白質和優質的飽和脂肪；至於素食的朋友，則請儘量選用非基因改造的豆類、堅果來補充所需的蛋白質。

碳水化合物

碳水化合物是蔬、果、穀類的主要成分，因此這類食材──尤其是甜度高（例如：洋蔥、胡蘿蔔、玉米等等）、穀類、根莖類（例如：地瓜、馬鈴薯、山藥等等）、堅果類食物等等──通常含有高量的碳水化合物，選擇的時候要特別注意！若是你無法判斷，可以上網查詢得到最正確的資訊。

此外，執行生酮飲食者，還需要特別注意：碳水化合物中有一個很重要的組成部分，那就是膳食纖維。膳食纖維能增加腸道及胃內的食物體積，增加飽足感，又能促進腸胃蠕動，紓解便祕，更能吸附腸道中的有害物質，協助排出。**建議每日攝取膳食纖維的量要在20～30公克，每100公克含2公克以上膳食纖維的蔬菜，就算是高纖蔬菜。**大家不要只是一味追求低碳水化合物，還是要注意膳食纖維的攝取狀況。

生酮飲食建議食的用蔬菜纖維

名次	蔬菜	膳食纖維*	名次	蔬菜	膳食纖維*
1	木耳	6.5	12	芥蘭菜筍	2.6
2	秋葵	3.7	13	空心菜	2.5
3	山蘇	3.3	14	韭菜	2.4
4	白鳳菜	3.3	15	菠菜	2.4
5	蕃薯葉	3.1	16	玉米筍	2.4
6	紅鳳菜	3.1	17	油菜花	2.3
7	青花菜	3.1	18	莧菜	2.2
8	黃豆芽	3.0	19	花椰菜	2.2
9	海帶	2.8	20	茭白筍	2.1
10	過溝菜蕨	2.8	21	空心菜	2.1
11	紅莧菜	2.6	22	苜蓿芽	2.0

*單位為每100公克蔬菜所含的膳食纖維量。

生酮飲食中的碳水化合物計算是「淨碳水化合物」，因此要記得將碳水化合物扣掉膳食纖維，才是正確的碳水化合物數值。事實上，每個人對碳水化合物的耐受度有些許的差異，這主要是取決於個人胰島素的敏感度及代謝力，因此儘可能控制拿捏碳水化合物的攝取量——對碳水化合物淺嚐即止，是生酮飲食的最高指導原則。

脂肪

脂肪是動物和植物用來儲存能量的化合物，可以讓食物產生美味的濕潤口感，它的沸點高，還可以在烘烤和煎炸後生成特殊風味，讓食物變得更美味！特別要注意的是，經過化學方式改造的「氫化脂肪」和人造氫化油當中所含的「反式脂肪」對身體有非常不好的影響，建議大家不要食用；但奶油、牛肉、羊肉中存在少量「天然的反式脂肪」，這就不在限制範圍內。

人體內有四十兆個細胞，細胞膜有一半以上的成分是脂肪，而這些脂肪是從食物攝取而來的，如果你食用品質不佳的脂肪，細胞膜就會變得不穩定。許多慢性發炎都和細胞膜不穩有關，例如皮膚過敏、鼻子過敏、氣喘、視網膜病變、癌症……。生酮飲食中脂肪占飲食70%以上的比例，因此聰明吃好油絕對是你必定要知道的關鍵！

生酮飲食執行者必須攝取足量的優質油脂。

專家重點提醒

張誠徽醫學顧問 生酮飲食要吃滿熱量或計算熱量嗎？

在正式回答這個問題前，我們先來認識幾個名詞：

▶ **基礎代謝率**（basal metabolic rate，BMR）：指在自然溫度環境中，恆溫動物（比如人）的身體在非劇烈活動的狀態下，處於消化狀態（腸胃充滿食物，分解作用大於合成作用），維持生命所需消耗的最低能量。這些能量主要用於保持各器官的機能，例如：呼吸（肺）、心跳（心臟）、腺體分泌（腦及其他神經系統）、過濾排泄（腎臟）、解毒（肝臟）、肌肉活動等等。基礎代謝率會隨著年

齡增加或體重減輕而降低，而隨著肌肉增加而增加。疾病、進食、環境溫度變化、承受壓力水平變化都會改變人體的能量消耗，從而影響基礎代謝率。總之，BMR就是你一整天什麼事都不做，一直躺在床上，要維持你身體的運作會消耗的最低能量，而基礎代謝率會隨著年齡跟體重的變化而改變。年紀愈大，基礎代謝率會跟著下降；此外，體重減輕也會導致基礎代謝率下降。公式：

（男）66＋（13.7×體重kg）＋（5×身高cm）－（6.8×年齡）

（女）655＋（9.6×體重kg）＋（1.7×身高cm）－（4.7×年齡）

若想簡單一點，可以用INBODY或體脂計檢測出這個數據。

▶**每日總消耗熱量（Total Daily Energy Expenditure，TDEE）**：TDEE＝BMR＋運動消耗。生酮飲食所謂的熱量比例就是依據TDEE來換算的，例如：

有一人的BMR＝1500大卡，每日運動消耗500大卡，那麼TDEE＝1500＋500＝2000大卡。

生酮飲食比例設定為：碳水化合物：10％；蛋白質：20％；脂肪：70％。

熱量攝取分別為：碳水化合物：200大卡；蛋白質：400大卡；脂肪：1400大卡。

碳水化合物跟蛋白質1克＝4大卡，脂肪1克＝9大卡，所以個別應該攝取碳水化合物：50g；蛋白質：100g；脂肪：155g，再從食物營養成分表中去統計，就可以知道每日吃了多少三大類的營養。（以上名詞解釋參考資料來源：https://ifitness.tw/bmr-and-tdee/）

影響基礎代謝率的因素很多，這也是很多人減重卡關的原因。

(1)**年紀**：二十五歲基礎代謝率達到巔峰，之後每十年降2％至5％。

(2)**睡眠**：在正確的時間睡眠，可以分泌生長激素，晚上八點到早上四點是最佳時間。生長激素正向影響基礎代謝率。

(3)**荷爾蒙**：甲狀腺、胰島素、女性荷爾蒙很多內分泌都會影響基礎代謝率。

(4)**過度節食**：熱量過低，身體會自我保護，啟動節約能源的機制，停經、掉髮都是過度節食的反應，身體會降低基礎代謝率。

(5)**肌肉量不足**：身體組成肌肉愈多，基礎代謝率愈高。

(6)**年齡與性別**：年齡愈大，基礎代謝愈慢，同年齡男性基礎代謝大於女性。

(7)**溫度**：氣溫愈高，基礎代謝率愈高。

(8)**營養狀況**：營養素影響內分泌運作，長時間飢餓也會降低基礎代謝率，缺乏營養素更會讓代謝不順暢。所以吃好，吃夠是很重要的。

現在來談談生酮飲食跟基礎代謝率的關係，在傳統高碳水化合物飲食中，用仙女餐（熱量赤字）的方法進行減重，初期有效，但到一定時間就會失效，一旦熱量增加反而復胖反彈，就是因為低熱量節食法最終都會降低基礎代謝率，所以是不可行的。

那麼，（前提是進入穩定生酮或持續性生酮）生酮飲食攝取高脂肪容易有飽足感，所以容易不餓不吃，一天進食的熱量應該都不足每日總消耗熱量所需，為何不會同樣造成基礎代謝率下降的結果呢？這是因為執行生酮飲食者可以由自身的體脂肪補足每日總消耗熱量所需，在此狀況之下，肌肉不會減少，而是減去體脂肪，又不會熱量赤字，所以生酮飲食才可以忽略熱量計算的問題。

但是如同之前所述，荷爾蒙、營養素缺乏的問題，以及錯誤的睡眠等，仍然會降低基礎代謝率，而生酮飲食者常常容易不餓不吃，攝取營養素的機會就減少，再加上很多人用生酮甜點、空熱量來補齊熱量，但並沒有攝取足夠礦物質、微量元素及維生素，甚而影響到身體運用脂肪的作用機轉，這就容易出現類似低熱量節食者的反應：掉髮、停經、甚至停滯或復胖的問題。

因此，生酮飲食更要注意營養素的均衡、足量攝取！不要怕吃，但要怕吃得不夠好！大家應該把注意力放在吃什麼是人體需要的營養，不是放在我怎麼能滿足自己的口慾，吃對營養，身體才能進行該有的反應，人體不是只需要熱量而已。

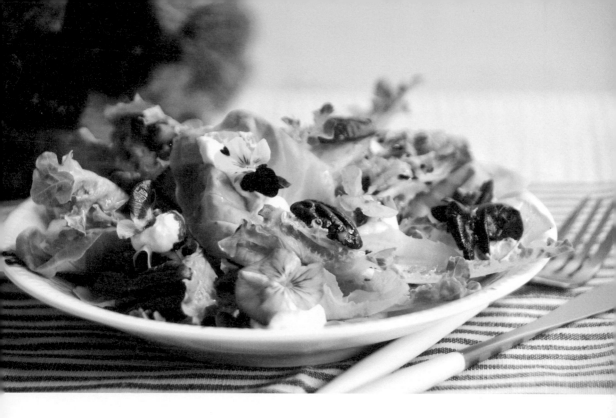

　　瞭解食材的組成之後，打算進行生酮飲食的朋友們一定要掌握以下幾個重要原則，來幫助自己的生酮飲食更加順利。老實說，並沒有所謂特別的「生酮料理」，任何食譜都可以修改成生酮料理食譜——只要花點小心思，你自己就是生酮料理大師！

生酮料理小祕訣

(1)**掌握食材的營養成分**：確實瞭解碳水化合物藏在哪裡，只要食譜材料裡沒有含高碳水化合物的食材，都可以製作成生酮料理。

(2)**掌握調味料的替代原則**：

　(a)**糖**：減量並以赤藻醣醇替代。

　(b)**蠔油、醬油膏等等含糖量較高的醬料**：以低糖醬油加上少許赤藻醣醇替代。

　(c)**太白粉**：若是勾芡的步驟可以直接去掉，如果是用來醃肉增加滑嫩度則以蛋白取代。

(d)醋：減量使用或以檸檬汁取代。

(e)酒：使用蒸餾酒或以米酒水取代。

(3)**堅持只吃好東西**：盡可能選用優質新鮮的食材，因為好食材天然的風味就是最棒的美味！例如：新鮮的蔬菜燙熟，或是將優質肉品海鮮煎熟，簡單撒上鹽、胡椒，自然的鮮甜，怎麼吃都不會膩！

(4)**自製高油脂的美味醬料搭配**：偶爾想要變化料理時，在家常備各式醬料，嘗試將天然的食材搭配各式醬料食用，你也可以發明出令人驚喜的美味料理！

Chapter 9

食譜使用方式簡介

▶建議每日挑選一份主餐、一份副食、一杯蔬菜堅果精力湯。

▶**料理準備時間**：標明料理時間預估（但大都不包括舒肥、醃漬、熱鍋、事前準備時間在內）。

▶**使用鍋具建議**：每道食譜都有推薦方便使用的鍋具。

▶**低溫烹調法建議溫度＆時間**：若是低溫烹調法則會有建議溫度與時間。

▶**小標籤**：便當菜、常備菜、5分鐘快速料理、食材、素食……等小標籤，供讀者視需要來選擇菜單。

Part 3

生酮料理常備菜

生酮飲食的超級好朋友

Chapter 10

冰箱不能缺的醬料大集合

　　生酮飲食中最困難的莫過於優質油脂的攝取，很多人對於直接喝油有很大的抗拒，因此，花花設計了許多高油脂的醬料，可以搭配食材與餐點使用，讓大家可以輕鬆方便達成生酮的營養比例！此外，再提醒大家一次，食材中會常用到的橄欖油，花花建議大家使用特級冷壓初榨橄欖油哦！

　　建議大家一次可以做多一點，用密封罐裝好冰在冷藏室，10天內吃完！

醬料處理安全事項
▶存放醬料建議選用密封的玻璃製梅森罐（Mason Jar）。
▶瓶子事先要以沸水消毒晾乾，防止醬料因汙染而變質。
▶每次取用一定使用消毒過的乾燥湯匙。

生酮優格塔塔醬

常備菜 | 食材

餐點形式：醬料　料理準備時間：10分鐘　使用工具：無

熱量	碳水化合物	脂肪	蛋白質
365卡	0.8g（2%）	36g（90%）	6.9g（8%）

*每100g的營養成分表

材料

水煮蛋1顆

優格15g

酸黃瓜15g

基礎美乃滋 P107 或

沙拉醬50g

鹽、黑胡椒適量

作法

❶ 水煮蛋切成細末。

❷ 加入優格、酸黃瓜、美乃滋、鹽、胡椒拌勻即可。

炸雞腿佐塔塔醬

便當菜　1人份

餐點形式：主餐＋副食　料理準備時間：15分鐘　使用工具：碳鋼深炒鍋

熱量	碳水化合物	脂肪	蛋白質
559卡	10g（4%）	85g（87%）	18g（8%）

材料

帶皮雞腿200g

薑末20g

椰子粉、橄欖油、

鹽、胡椒適量

蘿美生菜200g

生酮優格塔塔醬150g

作法

❶ 去骨雞腿切成適當大小，加入薑末、鹽、胡椒、1大匙橄欖油，醃漬30分鐘。

❷ 鍋中放入橄欖油，加熱到攝氏170度，將雞塊沾上椰子粉，入鍋中火炸5分鐘，直到雞腿內部熟透。

❸ 生菜洗乾淨，將雞塊放置生菜旁，佐生酮優格塔塔醬就完成了。

凱撒沙拉醬

常備菜｜食材

餐點形式：醬料　料理準備時間：15分鐘　使用工具：食物處理機

熱量	碳水化合物	脂肪	蛋白質
619卡	2g（1%）	94g（94%）	7.2g（5%）

*每100g的營養成分表

材料

鯷魚4尾

蛋黃4顆

檸檬汁25g

帕瑪森起司35g

第戎芥末醬2大匙

玫瑰鹽1～2小匙

胡椒1小匙

橄欖油300g

大蒜1～3顆（依個人喜好，至少1顆）

伍斯特辣醬油或烏醋2～3滴（可省略）

作法

❶ 將大蒜、鯷魚、第戎芥末醬、帕瑪森起司、檸檬汁、伍斯特辣醬油放進食物處理機打碎。

❷ 加入蛋黃、鹽、胡椒打勻。

❸ 加入橄欖油將所有材料打成乳霜狀。

❹ 放進密封罐內保存，建議放置兩天後再吃，蒜味跟油脂融合後風味更好！食用時用乾淨湯匙舀取，可以保存15天左右（裡頭有很多生鮮食材，仍建議盡快吃完）。

TIPS

(1)第戎芥末醬、鯷魚、帕瑪森起司、伍斯特辣醬油可以到進口超市或Costco購買。

(2)帕瑪森起司我推薦使用Costco販售的整塊起司，市售磨好的，由於為了避免沾黏，不知道會不會添加什麼粉類。

(3)想增加鹽分攝取量的朋友，可以適量加多一點玫瑰鹽！

豬肉火腿凱撒沙拉

5分鐘快速料理｜便當菜

餐點形式：主餐　料理準備時間：5分鐘　使用工具：無

熱量	碳水化合物	脂肪	蛋白質
714卡	6g（4%）	66g（85%）	19g（11%）

材料

凱撒沙拉醬 P102 100g

豬肉火腿50g

蘿美生菜 200g

鹽適量

胡椒適量

作法

① 將蘿美生菜洗淨擦乾放在盤中，鋪上豬肉火腿。

① 將凱撒沙拉醬淋上，再灑上鹽、胡椒就完成了。

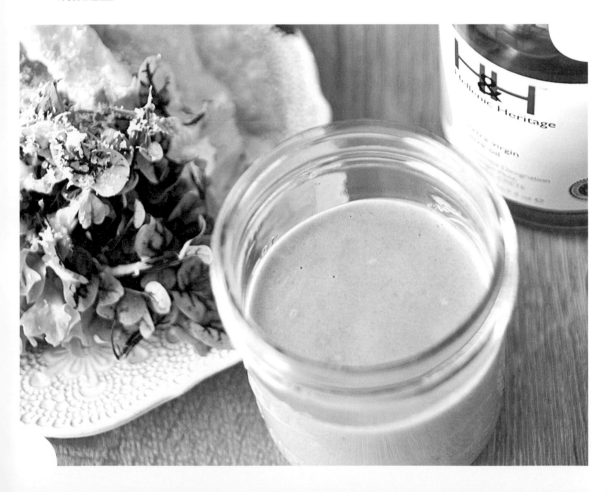

古早味油蔥醬

餐點形式：醬料　料理準備時間：15分鐘　使用工具：碳鋼深炒鍋

熱量	碳水化合物	脂肪	蛋白質
625卡	5.3g（3%）	67g（96%）	1g（1%）

*每100g的營養成分表

材料
義美水煮豬油200g
切片紅蔥頭100g

作法
❶ 熱鍋加入豬油融化後，趁油溫還不高時倒入切片的紅蔥頭。
❷ 小火慢慢加熱，紅蔥頭開始變黃就要立刻關火，餘溫會讓紅蔥頭變成漂亮的金黃色。

古早味油蔥拌時蔬

1人份

餐點形式：副食　料理準備時間：5分鐘　使用工具：無

熱量	碳水化合物	脂肪	蛋白質
718卡	2g（2%）	45g（93%）	5g（5%）

材料
莧菜300g
古早味油蔥醬20g
義美水煮豬油20g
鹽適量

作法
莧菜洗淨切段燙熟瀝乾，趁熱拌入豬油、古早味油蔥、鹽就完成了。

泰式蝦醬

常備菜｜食材

餐點形式：醬料　料理準備時間：10分鐘　使用工具：食物處理機

熱量	碳水化合物	脂肪	蛋白質
482卡	2g（2%）	40g（77%）	25g（21%）

*每100g的營養成分表

材料
蝦米30g

豬油40g

泰式魚露20g

醬油10g

作法
蝦米洗乾淨炒乾，加豬油炒香，加泰式魚露，最後再加醬油拌炒一下。接著，用食物處理機打碎，再放進密封罐內備用。

蝦醬燉白菜

便當菜　1人份

餐點形式：主餐　料理準備時間：15分鐘　使用工具：碳鋼炒鍋

熱量	碳水化合物	脂肪	蛋白質
501卡	10g（8%）	40g（75%）	19g（16%）

材料
白菜300g

泰式蝦醬50g

豬油20g

蒜末20g

高湯200g

作法
❶鍋子加熱，加入豬油融化後加入蒜末炒香，加入蝦醬炒香。

❷放入白菜拌炒1分鐘，加入高湯，蓋鍋蓋悶煮15分鐘就完成了。

油醋醬

餐點形式：醬料　料理準備時間：15分鐘　使用工具：無

熱量	碳水化合物	脂肪	蛋白質
696卡	4.6g（3%）	70.7g（97%）	0g（0%）

*每100g的營養成分表

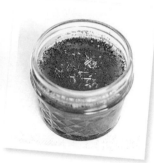

材料
巴薩米克醋15g
橄欖油100g
鹽之花¼小匙
義式香料適量

作法
將所有材料混合在小罐中，要用之前先搖到乳化，再直接淋在沙拉上使用。

水煮蛋火腿油醋沙拉

5分鐘快速料理|便當菜　人份

餐點形式：主餐＋副食　料理準備時間：5分鐘　使用工具：無

熱量	碳水化合物	脂肪	蛋白質
559卡	10g（4%）	85g（87%）	18g（8%）

材料
水煮蛋1顆
油醋醬50g
煙燻牛肉火腿 P138
50g
蘿美萵苣200g
鹽適量
胡椒適量

作法
❶將生菜洗乾淨、瀝乾後，放在盤中，放上切半白煮蛋及牛肉火腿。
❷淋上油醋醬、鹽、胡椒就完成了。

基礎美乃滋

餐點形式：醬料　料理準備時間：10分鐘　使用工具：電動打蛋機

熱量	碳水化合物	脂肪	蛋白質
721卡	0.8g（1%）	78.6g（98%）	1.9g（1%）

*每100g的營養成分表

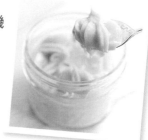

材料

蛋黃2顆

橄欖油300g

芥末醬10g

鹽½小匙

胡椒適量

檸檬汁15ml

作法

❶ 蛋黃加芥末醬用電動打蛋器攪打均勻，將橄欖油徐徐倒入（最好有人可以幫忙細細緩緩的倒入），一邊倒、一邊用最高速攪打。

❷ 攪打至濃稠狀，再加入檸檬汁攪拌均勻，最後加入鹽、胡椒即可。

水煮蛋毛豆沙拉

1人份

餐點形式：主餐　料理準備時間：5分鐘　使用工具：無

熱量	碳水化合物	脂肪	蛋白質
928卡	20g（9%）	82g（78%）	32g（13%）

材料

水煮蛋2顆

煮熟毛豆50g

基礎美乃滋80g

作法

水煮蛋切丁加入毛豆仁、美乃滋攪拌均勻即可。

芥末美乃滋

餐點形式：醬料　料理準備時間：10分鐘　使用工具：無

熱量	碳水化合物	脂肪	蛋白質
646卡	0.8g（1%）	78.6g（98%）	1.9g（1%）

*每100g的營養成分表

材料

基礎美乃滋 P107 100g

芥末籽醬15g（可依

喜好調整）

作法

原味美乃滋加上芥末籽醬，用湯匙攪拌均勻即可。

芥末美乃滋烤鮭魚排

5分鐘快速料理|便當菜

餐點形式：主餐　料理準備時間：5分鐘　使用工具：低溫烹調機、鑄鐵平底鍋

熱量	碳水化合物	脂肪	蛋白質
497卡	0g（0%）	51g（84%）	21g（16%）

材料

鮭魚排200g

芥茉美乃滋50g

作法

1. 鮭魚排放入低溫烹調機以攝氏60度烹調2小時，取出擦乾。
2. 鑄鐵平底鍋中小火加熱5分鐘，將鮭魚排放入，兩面煎到金黃色。
3. 將芥末美乃滋擠在鮭魚排上就完成了！

檸檬香蒜美乃滋

常備菜 | 食材

餐點形式：醬料　料理準備時間：10分鐘　使用工具：無

熱量	碳水化合物	脂肪	蛋白質
646卡	0.9g（0%）	69g（98%）	1.7g（2%）

*每100g的營養成分表

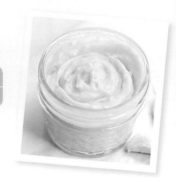

材料
基礎美乃滋 P107 100g
蒜泥15g（可依喜好
調整）
蔥花切細末適量
檸檬皮屑1g（可依喜
好調整或省略）

作法
原味美乃滋加上蒜泥、檸檬汁、蔥花，用湯匙攪拌均勻
即可。

萵苣火腿三明治

5分鐘快速料理 | 便當菜　1人份

餐點形式：主餐　料理準備時間：5分鐘　使用工具：無

熱量	碳水化合物	脂肪	蛋白質
399卡	1g（1%）	38g（87%）	11g（12%）

材料
萵苣50g
豬肉火腿50g
檸檬香蒜美乃滋50g

作法
❶ 萵苣洗乾淨擦乾，取一半放在盤子上，加進一半的
檸檬香蒜美乃滋，放上火腿，再將另一半美乃滋擠
在火腿上，將剩下的萵苣蓋上。
❷ 以油紙包起來就是一份美好又方便的餐點。

青醬美乃滋

餐點形式：醬料　料理準備時間：10分鐘　使用工具：電動打蛋機

熱量	碳水化合物	脂肪	蛋白質
646卡	0.8g（0%）	74g（98%）	2.6g（2%）

*每100g的營養成分表

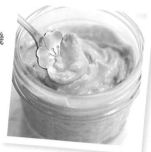

材料
基礎美乃滋 P107 100g
青醬20g P112 （可依
喜好調整）

作法
原味美乃滋加上青醬，用湯匙攪拌均勻即可。

炸蝦球佐青醬美乃滋

1人份

餐點形式：主餐　料理準備時間：5分鐘　使用工具：無

熱量	碳水化合物	脂肪	蛋白質
796卡	5g（2%）	75g（85%）	25g（13%）

材料
蘿美生菜100g
蝦仁100g
蛋汁適量
椰子粉適量
炸油適量
青醬美乃滋100g

作法
❶ 蘿美生菜洗乾淨擦乾，取一半大片的完整葉子，剩
下一半切絲。蝦仁擦乾備用。

❷ 炸油加熱到攝氏170度，蝦仁先裹蛋汁再沾上一層椰
子粉，放入鍋中炸熟。

❸ 將蘿美生菜墊底，鋪上切絲生菜，先擠一些青醬美
乃滋，放上蝦仁，再擠上一些裝飾就完成了。

青醬

餐點形式：醬料　料理準備時間：15分鐘　使用工具：食物處理機

熱量	碳水化合物	脂肪	蛋白質
498卡	5g（4%）	53g（90%）	7g（6%）

*每100g的營養成分表

材料

九層塔20g

松子15g

帕瑪森起司15g

大蒜10g

橄欖油40g

鹽、胡椒適量

作法

所有材料放入食物調理機中攪打均勻即可。

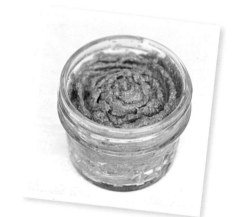

生酮白醬

常備菜|食材

餐點形式：醬料　料理準備時間：10分鐘　使用工具：無

熱量	碳水化合物	脂肪	蛋白質
340卡	4.1g（5%）	37g（93%）	1.8g（2%）

*每100g的營養成分表

材料
奶油80g

低筋麵粉10g

鮮奶油300ml

鹽½小匙

胡椒適量

作法
❶奶油融化後加入麵粉拌勻。

❷分數次慢慢加入鮮奶油，小火加熱持續攪拌均勻，不要讓白醬大滾，加入鹽、胡椒調味。

❸放涼後可以用塑膠帶分裝冷凍，要用的時候拿出來退冰就可以使用。

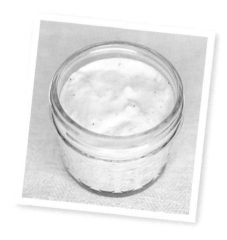

辣橄欖油

餐點形式：醬料　料理準備時間：15分鐘　使用工具：銅鍋

熱量	碳水化合物	脂肪	蛋白質
813卡	0g（0%）	90g（100%）	0g（0%）

*過濾油每100g的營養成分表

材料

粗辣椒粉25g

橄欖油150g

蔥1支

薑3片

帶皮大蒜拍扁3顆

白豆蔻10顆

朝天椒粉5g（不吃辣
可替換成粗辣椒粉，
愛吃辣的自行換成更
辣的辣椒粉）

扁魚1尾（增添香氣
用，買不到可不用）

作法

❶ 橄欖油加熱到攝氏130度，加入蔥、薑、帶皮大蒜、
扁魚、白豆蔻，讓新鮮香料炸成金黃色之後，將香
料撈起。

❷ 辣椒粉、朝天椒粉混合，徐徐倒入一半的熱橄欖油
攪拌，待稍涼後再將剩下一半倒入攪拌均勻。

❸ 若喜歡有辣椒粉口感，放涼後可直接冷藏；若不喜
歡就過濾後放涼，再送冷藏。

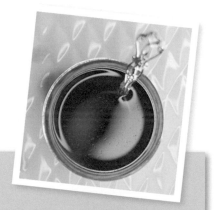

TIPS

(1)各式辣椒粉可以到寶川買。

(2)寶川有各式辣死人不償命的辣椒粉，嗜辣者歡迎嘗試，甚至可使用粗辣椒
粉20g加斷命椒粉10g！

(3)若只是喜歡香辣風味，使用30g粗辣椒粉也可以。

(4)喜歡花椒風味可以加1小匙跟辣椒粉混合，最後把花椒濾掉。

(5)喜歡芝麻的也可以在完成後灑一些芝麻在上面。

辣橄欖油時蔬

5分鐘快速料理|便當菜 1人份

餐點形式：副食　料理準備時間：5分鐘　使用工具：無

熱量	碳水化合物	脂肪	蛋白質
718卡	2g（2%）	45g（93%）	5g（5%）

材料

空心菜300g（可用任何深綠色蔬菜替代）

辣橄欖油 P114 50g

鹽適量

作法

空心菜洗淨切段燙熟瀝乾，加入辣橄欖油、鹽拌勻即可。

綠咖哩醬

餐點形式：醬料　料理準備時間：15分鐘　使用工具：碳鋼深鍋

熱量	碳水化合物	脂肪	蛋白質
338卡	9.7g（11%）	28g（77%）	10g（12%）

*每100g的營養成分表

材料

香菜籽5g

白胡椒粒10g

檸檬皮屑1顆

南薑末15g

香茅15g

紅蔥頭15g

蒜末15g

香菜15g

青辣椒50g

蝦醬 P105 15g

鹽2大匙

橄欖油50g

作法

❶乾鍋加熱炒香菜籽、白胡椒，直到香氣出來。

❷先將所有乾材料打碎，再將剩餘所有材料和作法❶加入，攪打均勻即可。

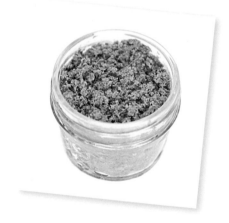

綠咖哩青花椰土魠魚

便當菜 1人份

餐點形式：主餐＋副食　料理準備時間：15分鐘　使用工具：碳鋼深鍋

熱量	碳水化合物	脂肪	蛋白質
1136卡	19g（7%）	90g（75%）	48g（18%）

材料

土魠魚塊150g

椰子油30g

椰奶200g

綠咖哩醬50g P116

魚露10g

青花椰200g

作法

❶土魠魚切塊備用。

❷熱鍋後，放入椰子油，油融化後加入綠咖哩醬炒香，加入椰奶煮滾。

❸將土魠魚片放入煮熟，再淋上魚露。

❹青花椰燙熟後，與作法❸當成副食一起享用。

麻辣醬

常備菜|食材

餐點形式：醬料　料理準備時間：15分鐘　使用工具：鑄鐵燉鍋

熱量	碳水化合物	脂肪	蛋白質
514卡	12g（9%）	51g（88%）	3.6g（3%）

*每100g的營養成分表

材料

豬油300g

芝麻油 200g

蒜末100g

薑泥 50g

米酒頭50g

復興醬園辣豆瓣50g

醬油75g

赤藻醣醇2大匙

綜和辣椒粉（辣椒粉
20g、花椒粉10g、朝
天椒粉20g）

香料（大紅袍花椒4
錢、砂仁3錢、草果3
錢、八角2錢、山奈2
錢、月桂葉2錢、桂
子2錢、桂枝2錢——
打成粉）

作法

❶ 以豬油、芝麻油炒香蒜末、薑泥，加入復興醬園辣
豆瓣炒香，熗入米酒頭炒2分鐘。

❷ 加入醬油攪拌均勻煮滾，下綜合辣椒粉、香料、赤
藻醣醇，煮滾後，再小火煮3分鐘。

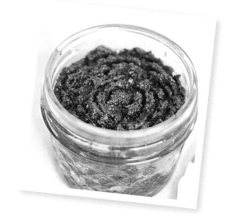

麻辣炒秋葵

[5分鐘快速料理] 1人份

餐點形式：副食　料理準備時間：5分鐘　使用工具：碳鋼深鍋

熱量	碳水化合物	脂肪	蛋白質
409卡	9g（9%）	40g（88%）	2g（2%）

*每100g的營養成分表

材料

秋葵200g

麻辣醬 [P118] 20g

高湯50g

蒜末10g

豬油10g

作法

❶ 鍋熱後加入豬油，融化後放入蒜末炒香，再加入麻辣醬稍微拌炒，加入高湯讓醬汁均勻。

❷ 放入秋葵拌炒，待秋葵熟了就可以上桌。

蔥油醬

餐點形式：醬料　　　料理準備時間：10分鐘　　　使用工具：無

熱量	碳水化合物	脂肪	蛋白質
342卡	3.7g（5%）	36g（94%）	0.8g（1%）

*每100g的營養成分表

材料

蔥200公克
薑30公克
鹽1小匙
橄欖油150ml

作法

❶將蔥洗淨瀝乾，切成蔥花；薑切成細薑末。兩種攪拌均勻。

❷橄欖油加熱到攝氏150度，放入蔥花、薑末和鹽拌炒約1分鐘，放涼後就完成了

荷蘭醬

餐點形式：醬料　料理準備時間：10分鐘　使用工具：微波爐

熱量	碳水化合物	脂肪	蛋白質
592卡	4g（3%）	30g（92%）	3g（5%）

*每100g的營養成分表

材料
奶油30g

蛋黃20g

檸檬汁10g

鹽適量

胡椒適量

香料適量

作法
1. 奶油放入微波爐微波10秒讓它完全融化。
2. 加入蛋黃、檸檬汁、鹽、胡椒、香料攪拌均勻。
3. 放入微波爐內微波10秒，取出充分攪拌後，再微波十秒，將醬料充分攪拌至細滑狀。

TIPS

(1)請注意，不要一次微波到底，若怕失敗可以五秒、五秒分開做。

(2)無微波爐的朋友可以這樣做：醬放在爐子上，小火加熱持續攪拌，稍稍有一點麻煩，但效果一樣！

菠菜鮭魚班尼迪克蛋

1人份

餐點形式：主餐　料理準備時間：10分鐘　使用工具：無

熱量	碳水化合物	脂肪	蛋白質
500卡	7g（5%）	42g（76%）	23g（19%）

材料

水波蛋

新鮮有機蛋1顆

鹽½小匙

熱水適量

水煮菠菜

菠菜切小段100g

鹽適量

其他

荷蘭醬 P121 40g

鹽漬鮭魚50g（鹽漬

鮭魚做法參考 P167 ）

作法

❶ 飯碗裡裝⅓碗的熱水、½小匙鹽，將新鮮的蛋打進熱水中。

❷ 微波爐強微波1分鐘，美麗的水波蛋就完成了唷！

❸ 滾水加入菠菜、鹽燙熟將水擠乾，用模型將菠菜整成圓形（也可以隨便鋪在盤子上）。

❹ 放上鮭魚、水波蛋，淋上荷蘭醬即可，亦可視喜好再灑上香料或是香蔥末。

TIPS

(1)鹽漬鮭魚可到Costco買鮭魚回來做，做好切片冷凍，要吃時再退冰即可。

(2)菠菜可以前一天先煮好冰在冰箱，隔天一早就可以拿出來用。

(3)水波蛋微波1分鐘只是個參考值，你可以依照自己喜歡的生熟度來增減時間，無微波爐的朋友可以用煮的：滾水加鹽跟醋，用湯勺轉圈讓水呈現渦旋狀，把蛋打進鍋中，煮到蛋白熟透出蛋黃色（約3分鐘左右），用漏勺把蛋撈起來，一樣有水波蛋，蛋一定要買很新鮮的唷！

(4)要做漂亮水波蛋，新鮮好蛋才是王道，蛋白緊緊包裹著蛋黃的新鮮好蛋，做出來就是威呀！

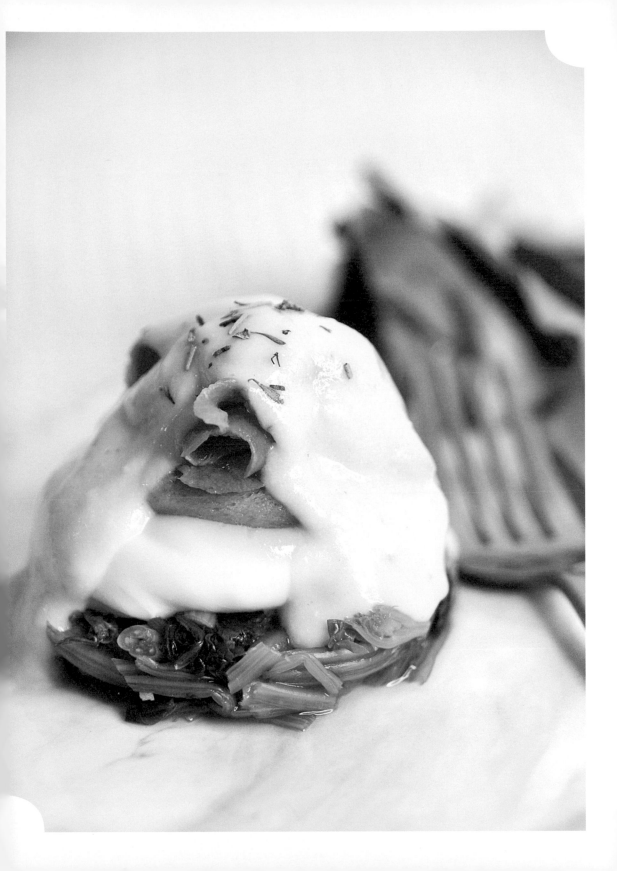

Part 4

生酮食材變變變

Chapter 11

肉類

優質的肉類是生酮飲食攝取飽和脂肪和蛋白質的重要來源，正確處理、保存、料理，一起健康生酮吧！

━━ 肉品處理安全 ━━

- 生肉和處理過的肉類都要冷藏。
- 不要讓生肉接觸到其他食物。
- 儘量將肉類放置冰箱裡最冷的角落。
- 新鮮肉品要儘快食用完畢。
- 一次購買大量肉品時，建議回家後儘快切割並真空分裝，放置冷凍庫最冷的地方快速冷凍，牛肉不要超過六個月、豬肉不要超過三個月、禽鳥類不要超過兩個月。
- 減少冷凍對肉類食材的傷害，解凍要放在冷藏室緩緩解凍，大塊的肉甚至需要數日才能解凍完畢。千萬不要放在熱水或室溫解凍，這樣會刺激微生物生長。冷凍的肉不要直接烹煮，避免外部煮過頭、內部卻還在解凍的狀況。
- 剩下的肉類料理要儘可能快速放入冰箱保存。
- 剩下的肉類料理在隔餐食用前務必加熱到攝氏七十三度以上。

牛肉

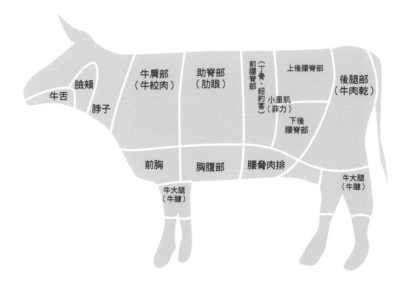

牛肉富含蛋白質、鐵、鋅、鉀、鎂、維他命B群、肌氨酸、肉毒鹼。肌氨酸是肌肉能量的來源，對增長肌肉、增強肌肉力量特別有效；肉毒鹼是對增長肌肉很重要的胺基酸，還可以改善脂肪的代謝功能，協助燃燒脂肪並將它轉為熱量。因此，牛肉是想要增加肌肉量時很好的蛋白質補充，若是單純肉類料理，我會建議大家挑選牛小排、牛腩（油脂量約35%）等油脂比較豐厚的部位，其次則是沙朗跟肋眼（油脂量約28%）；若是絞肉（油脂量約22%），則可以加入一些牛板油來增加油脂，會更容易達成生酮的營養比例！

	碳水化合物	脂肪	蛋白質	菜單
牛小排		24.0g	17.1g	泰式醬爆酸辣牛小排 P128 起司香蔥肥牛卷 P130 最完美碳烤牛小排 P130 滿足百分百麻香紅油牛肉湯 P132 酸白菜牛五花片 P133 薑汁牛肉燒 P136
牛腩		29.6g	14.8g	普羅旺斯蔬菜牛肉湯 P131 冬瓜牛腩清湯 P132
牛肩	1.2g	17.9g	16.9g	無敵邪惡牛肉漢堡排 P134 波隆尼肉醬焗烤菠菜 P137 煙燻牛肉火腿 P138 白醬瑞典牛肉丸 P140

泰式醬爆酸辣牛小排

便當菜 | 常備菜) 1人份

餐點形式：主餐　料理準備時間：10分鐘　使用工具：鑄鐵平底鍋

熱量	碳水化合物	脂肪	蛋白質
1160卡	62g（7%）	305g（79%）	116g（13%）

材料

牛小排200g

蒜頭3～4顆切片

九層塔1大把

醬油2大匙

赤藻醣醇1大匙

橄欖油4大匙

辣椒1根

檸檬汁1大匙

最後淋在牛排上的橄
欖油適量

作法

1 將赤藻醣醇融於醬油中。

2 將鑄鐵鍋以中火加熱5分鐘，將牛小排放進鍋中，一
面煎1.5分鐘，煎好後放置保溫處熟成（保溫的地方
很多，烤箱、微波爐、鑄鐵鍋、瓦斯爐旁皆可）。

3 加入橄欖油進鍋中，下蒜片煎到蒜香傳出。

4 取出牛排切塊，放入鍋中拌炒15秒，將作法 1 融化
的赤藻醣醇醬油在鍋邊熗香，關火。

5 下九層塔、辣椒、檸檬汁，翻炒均勻。

6 將橄欖油大方的淋在肉上，讓橄欖油的青草芬芳香
氣帶出油脂的甜味，就可以連鍋直接上桌。

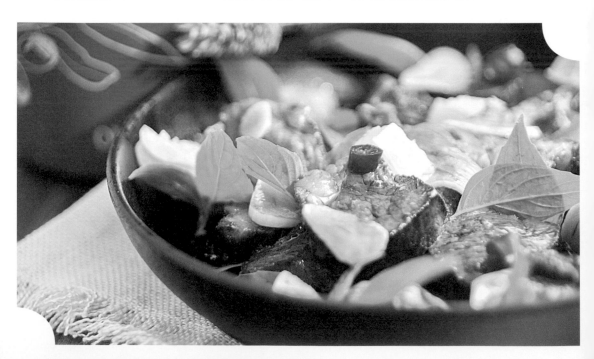

舒肥法（適合家裡有舒肥機者）

(1)將赤藻醣醇融於醬油中。牛小排撒上適量鹽、胡椒放入真空袋，以攝氏55度舒肥3小時。

(2)鑄鐵鍋以中火加熱5分鐘，將牛小排放進鍋中，一面煎1分鐘，煎好後取出切片備用。

(3)下橄欖油進鍋中，下蒜片煎到蒜香傳出後，下切塊牛排入鍋中拌炒15秒，將作法(1)融化的赤藻醣醇醬油在鍋邊熗香，關火。

(4)下九層塔、辣椒、檸檬汁翻炒均勻。

(5)將橄欖油大方的淋在肉上，讓橄欖油的青草芬芳香氣帶出油脂的甜味，連鍋上桌就是一道好吃又漂亮的泰式料理！

起司香蔥肥牛卷

（5分鐘快速料理）1人份

餐點形式：主餐　料理準備時間：5分鐘　使用工具：碳鋼煎鍋

熱量	碳水化合物	脂肪	蛋白質
1222卡	12g（4%）	101g（75%）	62g（21%）

材料

牛小排燒烤片（厚約
0.3cm）200g
珠蔥50g
莫扎瑞拉起司100g
鹽適量
胡椒適量
紅椒粉

作法

❶珠蔥切成5公分蔥段，起司切成5公分長方條備用。

❷中小火加熱鑄鐵鍋5分鐘，將牛小排燒烤片放入鍋中，一面煎1分鐘。

❸將牛小排取出，將珠蔥、起司捲起來，用叉子固定後再撒上鹽、胡椒、紅椒粉，就完成了。

最完美碳烤牛小排

1人份

餐點形式：主餐　料理準備時間：25分鐘　使用工具：鑄鐵平底鍋

熱量	碳水化合物	脂肪	蛋白質
941卡	2g（1%）	88g（92%）	24g（10%）

材料

牛小排（約2cm厚）
200g
奶油20g
蔥末6g
蒜泥6g
鹽適量

作法

❶奶油放置室溫退冰到軟，將蒜泥、蔥末加入攪拌均勻，放入冰箱內冷藏。

❷中小火加熱鑄鐵鍋5分鐘後，下牛小排，一面煎1分鐘，放入烤箱內100度烤10分鐘，關火休息10分鐘。

❸將牛排取出放入盤中，將蒜末奶油放在牛排上佐著鹽一起使用。

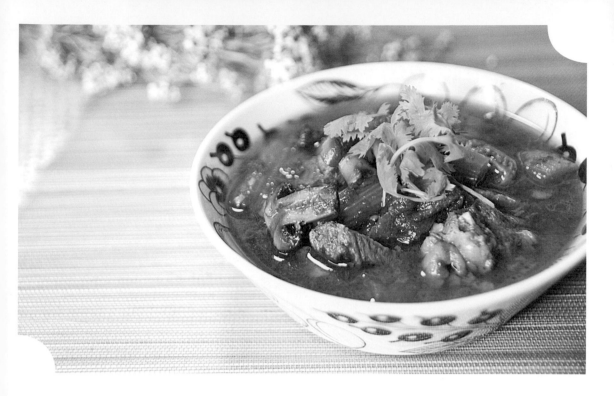

普羅旺斯蔬菜牛肉湯

(常備菜) 4人份

餐點形式：主餐＋配菜　料理準備時間：100分鐘　使用工具：鑄鐵燉鍋

熱量	碳水化合物	脂肪	蛋白質
946卡	14g（5%）	102g（78%）	50g（17%）

材料
牛肋條1000g

大白菜300g

洋芹菜300g

番茄900g

洋菇200g

橄欖油60g

綜合香料適量

高湯1000ml

作法
1 熱鍋放入切塊牛肋條，煎到表面微熟、有香氣，盛起備用。

2 不洗鍋，直接再加入橄欖油，下大白菜、洋芹菜、番茄、洋菇，翻炒到有香氣之後，將牛肋條放入鍋中拌炒。

3 倒入高湯、綜合香料，煮滾後轉小火熬煮90分鐘。

冬瓜牛腩清湯

4人份

餐點形式：主餐　料理準備時間：100分鐘　使用工具：鑄鐵燉鍋

熱量	碳水化合物	脂肪	蛋白質
770卡	5.5g（2%）	88g（79%）	47g（19%）

材料

牛肋條1000g

冬瓜500g

高湯1500ml

薑片100g

作法

❶ 煮一鍋熱水，將切塊牛肋條放入川燙2分鐘。

❷ 高湯煮滾，放入薑片、冬瓜、牛肋條，煮滾後關小火熬煮90分鐘。

滿足百分百麻香紅油牛肉湯

5分鐘快速料理 1人份

餐點形式：主餐＋副餐　料理準備時間：5分鐘　使用工具：小型個人鑄鐵鍋

熱量	碳水化合物	脂肪	蛋白質
1393卡	22g（6%）	128g（83%）	35g（10%）

材料

牛小排火鍋片200g

萵苣（大陸妹）200g

香菇20g

木耳100g

玉米筍20g

麻辣醬 P118 85g

高湯300g

作法

❶ 高湯煮滾，加入麻辣醬攪拌均勻。

❷ 下蔬菜煮滾，最後將牛肉片涮熟就完成了。

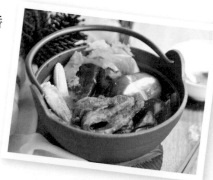

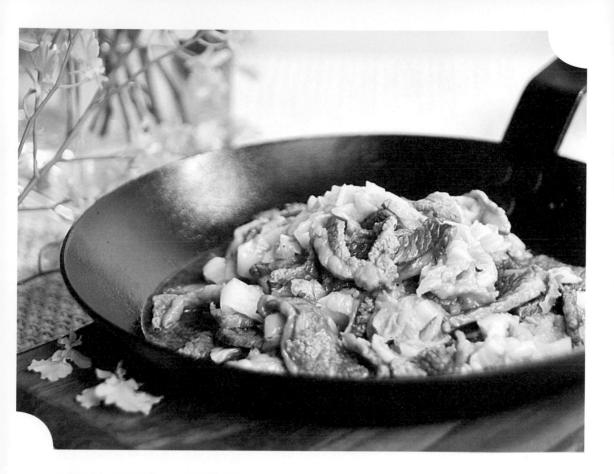

酸白菜牛五花片

5分鐘快速料理 1人份

餐點形式：主餐　料理準備時間：5分鐘　使用工具：碳鋼煎鍋

熱量	碳水化合物	脂肪	蛋白質
1013卡	0g（0%）	101g（90%）	24g（10%）

材料

豬油25g

酸白菜50g

辣椒2根

無骨牛小排火鍋片
200g

作法

❶酸白菜洗乾淨，擰乾後切絲。

❷碳鋼鍋燒熱，加進豬油，油熱後下酸白菜拌炒，待
酸白菜香氣釋出後，再下牛小排火鍋片拌炒至五分
熟，最後加入辣椒拌炒即可。

無敵邪惡牛肉漢堡排

便當菜｜常備菜 10顆

餐點形式：主餐　料理準備時間：30分鐘　使用工具：鑄鐵橫紋鍋、舒肥機

熱量	碳水化合物	脂肪	蛋白質
724大卡	1%	85%	14%

材料

牛肩絞肉1000g
（Costco超大盒1000
元有找）

牛板油500g（可以用
豬板油絞碎替代）

莫扎瑞拉起司200g
（Costco就有賣，不
想加也行）

鹽、胡椒適量

作法

1 將牛板油切成小丁（或請牛肉販幫你絞好）。

2 將所有材料用手攪到稍稍有黏性（若有攪拌機，就
丟進去攪約1分鐘）。

3 分成一顆170g的肉排，用包鮮膜或真空機封好後，
送冰箱冷凍。

4 料理的前一天，拿需要的份量放置冷藏室退冰，取
出確定完全退冰後，以中小火加熱鑄鐵煎盤5分鐘。

5 將漢堡排放入煎鍋，中小火單面煎4分鐘，放上一片
起司後，蓋上鍋蓋休息15分鐘（動作很簡單但需要
時間，所以若是當早餐，要早點起來做）。

TIPS

(1)4分鐘是170g的建議時間，若做到220g我會兩面煎6分鐘。如果你喜歡很
熟，請自行增加時間，但因為牛肩肉比較澀，所以肉質會變硬。

(2)煎肉排時不會一煎肉都散開或湯汁一直流出來的小祕訣：

　a)肉要攪拌到有黏性。

　b)稍微冰過再用會比較定形。

　c)不要退冰過度，如果退到血水開始滲出，那就too much了，湯汁將會一
　　直煎一直流。

　d)鍋要夠熱（但不要過熱，大概就是中小火加熱5分鐘），然後最好是鑄鐵
　　橫紋鍋，湯汁不會浸在下面無法收乾！

舒肥機＋鑄鐵鍋作法

(1)將牛板油切成小丁（或請牛肉販幫你絞好）。

(2)將所有材料用手攪到稍有黏性（有攪拌機就丟進去攪約1分鐘）。

(3)分成一顆170g的肉排，用真空機封好，舒肥攝氏54度3小時，完成
  後可以直接冷藏或冷凍保存。

(4)要料理的前一天冷藏室退冰，取出放入熱水中，將肉排加溫到攝氏
  60度左右，同時中小火加熱鑄鐵煎盤5分鐘。

(5)將漢堡排放入煎鍋，中小火單面煎1分鐘，放上一片起司後，蓋上鍋
  蓋1分鐘讓起司融化（只要3分鐘而且油煙變少，當早餐超有效率好
  感人）。

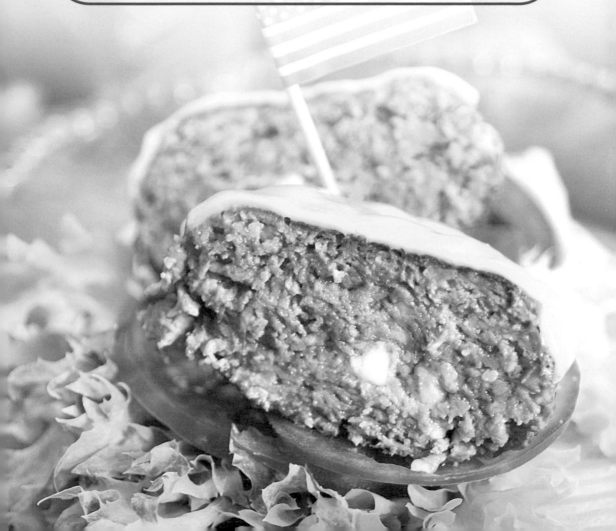

薑汁牛肉燒

1人份

餐點形式：主餐+配菜　料理準備時間：10分鐘　使用工具：碳鋼深炒鍋

熱量	碳水化合物	脂肪	蛋白質
1075卡	8g（3%）	101g（86%）	29g（11%）

材料

豬油25g

牛小排火鍋片200g

薑汁10g

蒜泥10g

醬油10g

赤藻醣醇1茶匙

鹽適量

山東大白菜梗（切絲）200g

蔥花適量

作法

❶ 牛小排火鍋片加入蒜泥、薑汁、醬油、赤藻醣醇、鹽醃漬，用手輕輕攪拌。

❷ 碳鋼炒鍋加熱，加入豬油，油熱後加入山東大白菜梗絲拌炒1分鐘。

❸ 加入醃漬好的牛小排火鍋片及醬汁拌炒，待牛小排火鍋片約5分熟，再灑上蔥花，即可上菜。

波隆尼肉醬焗烤菠菜

便當菜|常備菜 4人份

餐點形式：主餐　料理準備時間：10分鐘（不含肉醬時間）

使用工具：鑄鐵燉鍋

熱量	碳水化合物	脂肪	蛋白質
876卡	16g（7%）	76g（79%）	29g（13%）

材料

牛絞肉350g

牛板油或豬板油200g

橄欖油25ml

大蒜末6～8瓣

白洋菇6大朵切片

紅酒100ml

月桂葉4片

鹽1茶匙

赤藻醣醇1茶匙

乾燥Basil ½茶匙

黑胡椒適量

菠菜600g

莫扎瑞拉起司100g

番茄糊（熟透大番茄800g用果汁機打成泥狀）

雞湯300ml（如果沒有雞湯，則全部以蕃茄糊替代）

作法

① 牛絞肉、牛板油攪拌均勻。

② 冷鍋下牛絞肉翻炒至9分熟起鍋備用。

③ 加入橄欖油，下白洋菇炒軟，下蒜末炒香，加入紅酒燒出酒香。

④ 加入番茄糊、雞湯、赤藻醣醇、鹽、黑胡椒、乾燥Basil、月桂葉，大火煮滾後轉小火熬煮2小時即成肉醬（可以放涼分裝冷凍當作常備菜）。

⑤ 菠菜煮熟瀝乾，將肉醬淋在上面，撒上莫扎瑞拉起司，放入烤箱烤到起司融化即可。

煙燻牛肉火腿

[食材] 6～8人份

餐點形式：食材　料理準備時間：含醃漬約3～5天　使用工具：低溫調理機

熱量	碳水化合物	脂肪	蛋白質
233卡	1.2g（2%）	25.5g（76%）	16.9g（22%）

材料

牛肩里肌1000g

海鹽30g

綜合胡椒5g

煙燻木片10g

作法

❶ 將鹽、胡椒混合，均勻抹在牛肉上，稍稍按摩1分鐘，放入真空袋密封包好，放冰箱冷藏3～5天。

❷ 取出醃漬好的牛肉，表面洗乾淨、擦乾後，再封進真空袋中。

❸ 低溫調理機以58～65度，低溫烹煮8～12小時。

❹ 在不鏽鋼鍋底墊上錫箔紙，放置煙燻用木屑在錫箔紙中間，用不鏽鋼蒸架將肉架高，蓋鍋蓋大火5分鐘，中火5分鐘，關火再悶5分鐘。

❺ 取出放涼後放入冰箱冷藏。

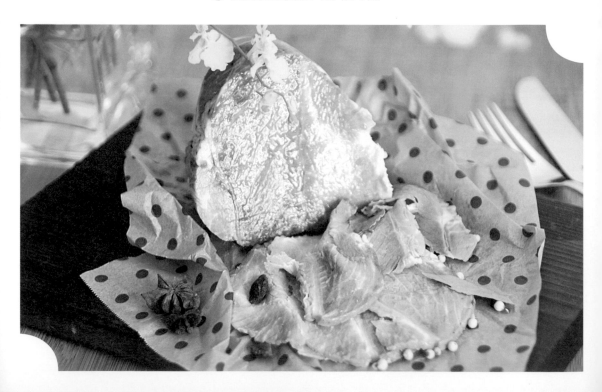

烤箱or蒸爐法自製香料熟火腿

(1)將鹽、胡椒混合，均勻抹在牛肉上，稍稍按摩1分鐘，放入真空袋密封包好，放冰箱冷藏3～5天。

(2)取出醃漬好的牛肉，表面洗乾淨、擦乾後，置網架上放入冰箱冷藏風乾12小時，再封進真空袋中。

(3)整個放入裝滿水的鍋中，整鍋放進烤箱內，用烤箱攝氏75度蒸烤3小時（若是蒸爐，則將肉密封直接放進蒸爐即可）。

(4)在不鏽鋼鍋底墊上錫箔紙，放置煙燻用木屑在錫箔紙中間，用不鏽鋼蒸架將肉架高，蓋鍋蓋大火5分鐘，中火5分鐘，關火再悶5分鐘。

(5)取出放涼後，放入冰箱冷藏。

白醬瑞典牛肉丸

(便當菜|常備菜) 2人份

餐點形式：主餐　料理準備時間：10分鐘　使用工具：碳鋼煎鍋

熱量	碳水化合物	脂肪	蛋白質
1080卡	7g（2%）	125g（89%）	29g（9%）

材料

[瑞典肉丸]

牛絞肉250g

牛板油或豬板油100g

蒜末3～5顆

鮮奶油¼杯

雞蛋1顆

鹽適量

黑胡椒粉適量

紅椒粉適量

[白醬汁]

生酮白醬 P113 40g

高湯40g

胡椒適量

鹽適量

作法

1 牛絞肉加牛板油同方向攪拌至有些許黏性，加入雞蛋、鮮奶油攪拌至液態材料收乾。

2 加入蒜末和其他調味料攪拌均勻。

3 準備冰水將雙手沾濕，一次取一顆揉搓成直徑2公分的丸子，放置盤子上。

4 炒鍋裡下大約1～2公分高的油，將丸子放入油鍋裡煎熟。

5 白醬加高湯煮到你喜歡的稠度，淋在肉丸上，撒上適量胡椒、鹽就完成了。

豬肉

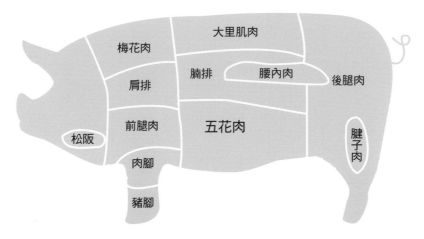

大里肌肉

梅花肉

肩排　腩排　腰內肉　後腿肉

松阪　前腿肉　五花肉　腱子肉

肉腳

豬腳

　　豬肉是高脂肪的肉類，也是最經濟、最容易取得的肉品。豬肉能夠提供身體所需的蛋白質、脂肪、維生素及礦物質，幫助修復身體組織、加強免疫力、保護器官功能。再來，豬肉也可以提供血紅素鐵和促進鐵吸收的半胱胺酸，能改善缺鐵性貧血。

　　豬肉的油脂含量非常高，連瘦肉都有10%的脂肪。若是單吃建議選擇五花肉、松阪肉（油脂量約45%）、豬腳（油脂量約35～38%）、梅花肉（油脂量約25%），肥瘦各半的絞肉也是十分適合拿來做肉丸子當成常備菜使用。

	碳水	油脂	蛋白質	菜單
五花肉	0.5g	32.9g	14.9g	清爽第一名生菜夾韓式烤肉 P142 酸白菜五花肉小火鍋 P145 港式燒肉 P150 自製培根 P152
松阪肉	1.4g	17.5g	11.9g	綠咖哩松阪豬蒟蒻麵 P144 三杯松阪豬 P149 嫩煎鮮蔬松阪豬 P154
蹄膀		28.6g	17.1g	當歸豬腳湯 P155 德國豬腳 P156
梅花肉		14.0g	18.9g	
豬絞肉		14.6g	18.7g	義式臘腸起司脆片 P146 焗烤菠菜臘腸 P148 臘腸生菜漢堡 P148

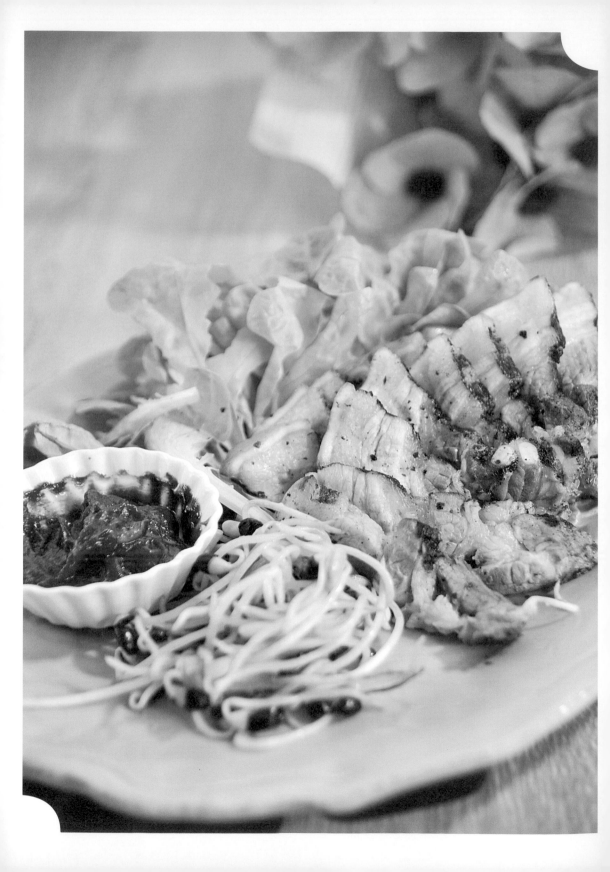

清爽第一名生菜夾韓式烤肉

5分鐘快速料理 1人份

餐點形式：主餐＋配菜　料理準備時間：5分鐘　使用工具：條紋鑄鐵煎鍋

熱量	碳水化合物	脂肪	蛋白質
1188卡	3g（1%）	121g（92%）	20g（7%）

材料
豬五花肉300g

鹽1小匙

芝麻油1大匙

胡椒粉¼小匙

生菜150g

沾醬
辣橄欖油 P114 15g

味噌10g

作法
① 五花肉切1公分厚片，抹上鹽、芝麻油、胡椒粉，醃漬1小時；生菜洗淨擦乾備用。

② 條紋鑄鐵煎鍋以中火加熱，將五花片放入鍋中，煎到兩面焦黃。

③ 用剪刀把肉剪小塊，沾適量沾醬夾生菜享用。

綠咖哩松阪豬蒟蒻麵

便當菜 1人份

餐點形式：主餐＋副食　料理準備時間：10分鐘　使用工具：鑄鐵燉鍋

熱量	碳水化合物	脂肪	蛋白質
1432卡	35g（9%）	126g（78%）	46g（13%）

材料

椰子油1大匙
綠咖哩 P116 50g
椰奶400g
松阪肉片200g
蒟蒻麵50g

作法

❶熱鍋後，下椰子油加熱，再放入綠咖哩炒香，最後加入椰奶浮在上層較濃稠的油脂拌炒，到有油亮感覺倒入所有椰奶煮滾，直接淋在蒟蒻麵上。

❷肉片燙熟切片當配料，要吃之前可再刨上一些馬蜂橙皮增添香氣。

酸白菜五花肉小火鍋

4人份

餐點形式：主餐+副食　料理準備時間：10分鐘　使用工具：鑄鐵燉鍋

熱量	碳水化合物	脂肪	蛋白質
3184卡	25g（3%）	279g（79%）	145g（18%）

材料

酸白菜500g

高湯2000ml

五花肉片800g

大白菜400g

豆皮、菇類、火鍋材
料適量

豬油10g（如果購買
五花肉片油脂夠豐厚
就可以省略）

作法

① 酸白菜、大白菜切絲備用。

② 高湯煮滾，下酸白菜、大白菜、豬油，滾3分鐘。

③ 將豆皮、菇類和火鍋材料放入小火鍋中，五花肉可
　　以邊涮邊吃。

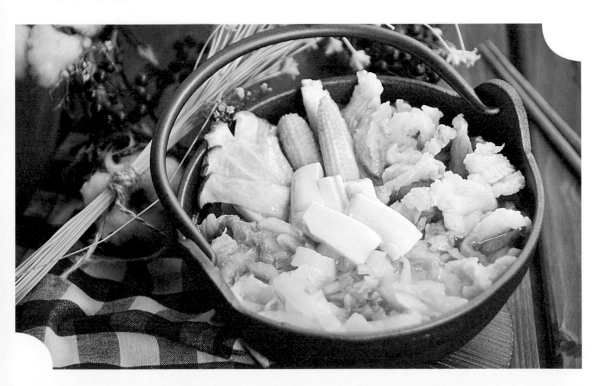

義式臘腸起司脆片

常備菜 2人份

餐點形式：零嘴　料理準備時間：10分鐘　使用工具：無

熱量	碳水化合物	脂肪	蛋白質
1051卡	12g（4%）	95g（74%）	63g（22%）

材料

義式原味或辣味臘腸
（沙拉米salami）小
片16片（或大片12
片）
帕瑪森起司粉100g
西班牙紅椒粉、綜合
義式香料、胡椒……
隨個人喜好適量

作法

①烤箱預熱到攝氏230度。

②鑄鐵鍋上鋪烤盤紙，將義式原味臘腸平鋪在烤盤紙上，中間要留適當空間，預防起司融化流出來。

③將帕瑪森起司粉放在義式臘腸上面，撒上紅椒粉或你喜歡的香料。

④送烤箱，建議在旁邊等一下，每一臺烤箱的火力不同，基本上是5～8分鐘，烤到起司冒泡大滾，邊邊稍稍有點上了金黃色即可，放涼後享用。

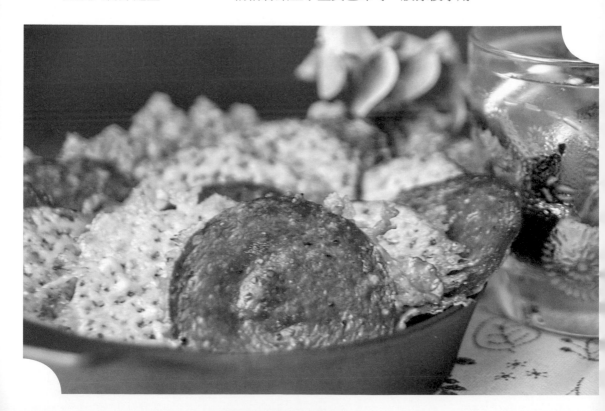

TIPS

(1)義式臘腸不用買太好，一般的就行，我推薦Costco的PRIMO原味臘腸
　　（Costco是大片的），價格合理、酸香夠味！

(2)帕瑪森起司也是到Costco買就有，可以買整塊回來自己刨，也可以直接買
　　刨好的，兩種在Costco價格都很合理！

(3)紅椒粉基本上Costco印象中也有，否則一般進口超市也會有，真買不到就
　　用胡椒或其他香料代替，買不到或不想加也無所謂！

(4)千萬不要烤過焦，會有不好吃的苦味唷！

臘腸生菜漢堡

(5分鐘快速料理) 1人份

餐點形式：主餐＋副食　料理準備時間：5分鐘　使用工具：無

熱量	碳水化合物	脂肪	蛋白質
663卡	8g（5%）	60g（82%）	21g（13%）

材料

臘腸50g

生菜150g

檸檬香蒜美乃滋

P110 40g

作法

❶ 生菜洗淨擦乾，取一半放在盤子上，加進一半的檸檬香蒜美乃滋，放上臘腸，再將另一半美乃滋擠在臘腸上，將剩下的生菜蓋上。

❷ 以油紙包起來就是一份美好又方便的餐點。

焗烤菠菜臘腸

(便當菜) 2～3人份

餐點形式：主餐＋副食　料理準備時間：15分鐘　使用工具：鑄鐵平底鍋

熱量	碳水化合物	脂肪	蛋白質
970卡	39g（10%）	132g（74%）	63g（16%）

材料

臘腸80g

菠菜600g

莫扎瑞拉起司100g

生酮白醬 P113 60g

作法

❶ 菠菜洗淨後切段，用滾水燙軟後，取出瀝乾備用。

❷ 將小鑄鐵鍋底部抹上一點油，將菠菜鋪平，中間加上一些白醬。

❸ 最後鋪上臘腸、起司，烤箱預熱攝氏200度烤10分鐘就完成了。

三杯松阪豬

5分鐘快速料理 1人份

餐點形式：主餐　料理準備時間：5分鐘　使用工具：碳鋼深炒鍋

熱量	碳水化合物	脂肪	蛋白質
629卡	2g（2%）	53g（76%）	35g（22%）

材料

松阪豬200g

薑片8片

蒜頭12顆

辣椒1隻

九層塔1大把

黑麻油2大匙

醬油1大匙

米酒2大匙

赤藻醣醇1茶匙

作法

① 辣椒斜切片、松阪豬切片備用。

② 起熱油鍋，放入松阪豬煎至兩面金黃，七、八分熟後取出，逆紋切成粗條狀備用。

③ 原鍋加入黑麻油、薑片，小火焗至薑片乾皺、捲曲，再加入蒜頭、辣椒翻炒。

④ 放入松阪肉翻炒，再加入醬油、米酒、赤藻醣醇翻炒均勻。

⑤ 大火收乾醬汁，下九層塔快速拌炒一下即可盛盤。

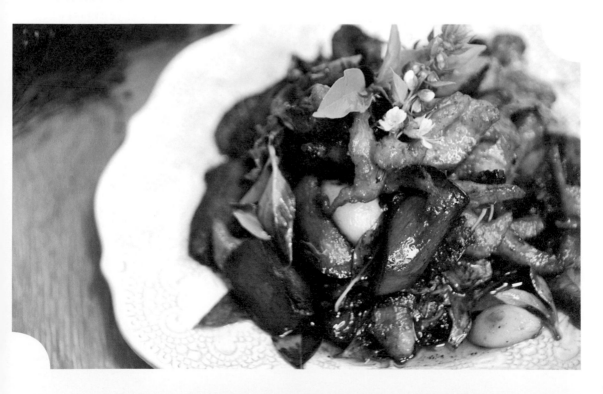

港式燒肉

便當菜 4人份

餐點形式：主餐＋副食　料理準備時間：含醃漬約3～5天　使用工具：無

熱量	碳水化合物	脂肪	蛋白質
3957卡	9g（1%）	366g（84%）	150g（15%）

材料

二層肉1000g

粗鹽10g（二層肉重量的1%）

五香粉1～2茶匙

紹興酒1大匙

白胡椒粉1茶匙

赤藻醣醇2茶匙

沾醬

第戎芥末醬適量

作法

1 將二層肉分成三塊，一塊300g左右，把邊邊的肉修一下，使呈現完整長方形。

2 混合所有香料和鹽、赤藻醣醇，塗抹在豬皮以外的所有部分。

3 用雙層錫箔紙將二層肉豬皮以外的部分包起來（我通常會將二層肉豬皮朝上放在錫箔紙上，將四邊折起來封好，再將過高的部分往下捲露出豬皮）。

4 將冰箱整理一下，盡可能不要有未加蓋的熟食、有濃重氣味的食物，將所有食物都用密封袋或保鮮盒封好，以避免細菌感染！將二層肉放置冰箱的風口處，冰上3～5天，待豬皮整個硬得像石頭一樣，就完成了！

5 取出後拿掉錫箔紙，用乾淨紙巾將封住的二層肉部分擦乾，在烤盤上放一個蒸架，避免豬肉浸在湯水裡無法收乾（表面收乾，才不會讓湯汁一直流出，肉質會不夠軟嫩）。

6 烤箱不需要預熱，直接將烤盤放入中下層，溫度調到攝氏200度（每塊豬肉的大小厚度不同、每臺烤箱的功率也不同，所以一定要稍微顧一下爐火。以我家的烤箱，大概不會超過20分鐘，重點是用探針溫度計插入測量大約70度——務必確認中心點溫度達到70度以上才安全。如果中間豬皮已經大爆開、上

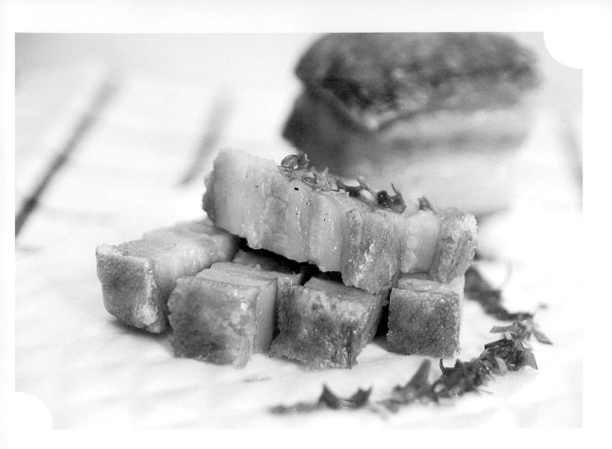

色但豬肉中心點尚未達到70度，可以蓋上一片錫箔
紙避免燒焦）。

⑦取出後豬皮朝下切成方塊狀，切好要趕緊將豬皮朝
上，豬皮吸了湯汁就不脆了。

⑧外皮吸收鹽分較高，鹹度偏高，港式餐廳多會將外
面的部分切下，拿來切絲炒菜，只留中間的部分切
成1.5公分見方的豬肉塊，佐第戎芥末醬享用！

TIPS

(1)二層肉不多，很容易賣完，也可以買三層肉切掉最下面一塊瘦肉，不能太
　厚，否則豬皮焦了肉都還沒熟！

(2)盡量挑選豬皮厚度不要太厚的，所以不要用黑毛豬！

(3)不要買太小塊，否則老闆會以為你要拜拜，切給你一條長長的……

自製培根

餐點形式：食材　料理準備時間：含醃漬約6天半　使用工具：低溫烹調機

熱量	碳水化合物	脂肪	蛋白質
3600卡	5g（1%）	329g（83%）	149g（16%）

材料

黑毛豬五花肉1kg
粗海鹽2大匙
蒜末2大匙
赤藻醣醇1大匙
普羅旺斯香料或任何
喜歡的香料2大匙

作法

① 將海鹽、蒜末、普羅旺斯香料、赤藻醣醇放在大鍋內混合均勻，然後均勻抹在五花肉上。

② 用真空機密封袋裝起來，放在冷藏室5天。

③ 取出五花肉，以飲用水沖洗乾淨之後，用餐巾紙擦乾，不加蓋放進冷藏室；放置24小時以上，中間記得翻面，讓表面乾燥。

④ 低溫烹調機以攝氏65度烹調12小時。

⑤ 完成後，建議放涼切片，再真空分裝放置冷凍庫，無論是炒青菜、做焗烤甚至當早餐，都是很放心的好選擇。

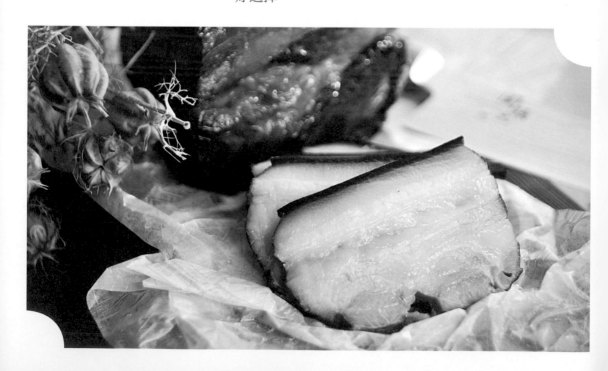

TIPS

(1)放冰箱裡醃漬時會一直出水是正常的,只要聞一聞,若還是香料的香氣就沒問題。

(2)若沒有低溫烹調機,可以將以攝氏100度烤箱預熱,將表皮乾燥的五花肉放入烤箱(建議在烤盤上放置網架墊高,避免接觸烤盤的那一面潮濕而無法烤乾),烤2～3小時,直到用探針溫度計測量肉的最中間溫度達到攝氏65度。

(3)若是沒有真空機,可以使用密封袋,儘可能把空氣擠乾淨。

(4)火腿的作法一樣,將五花肉改成中里肌或是梅花肉即可。

嫩煎鮮蔬松阪豬

便當菜 1人份

餐點形式：主餐＋副食　料理準備時間：30分鐘　使用工具：鑄鐵條紋煎鍋

熱量	碳水化合物	脂肪	蛋白質
1050卡	16g（6%）	85g（74%）	50g（19%）

材料
松阪豬200g

櫛瓜300g

番茄100g

秋葵100g

作法

1. 中小火加熱5分鐘後，用刷子沾一些豬油在鑄鐵條紋煎鍋上輕輕刷一層。
2. 保持中小火，將松阪豬放進鍋子裡，計時2～3分鐘翻面，就會有漂亮的烤紋唷！
3. 另一面再煎烤2～3分鐘，旁邊有厚度的地方也不要忘了，將外皮都烤熟才能鎖住湯汁。
4. 把蔬菜切片放上橫紋鑄鐵烤盤，蔬菜約1～2分鐘翻面一次，當然還是視厚度而定。
5. 烤好的蔬菜先盛盤，關火，用餘溫來熟成松阪肉，通常我會放10～15分鐘（假使想要很精準，就是用針式溫度計量測肉的中央溫度，達攝氏65度以上就表示熟了）。

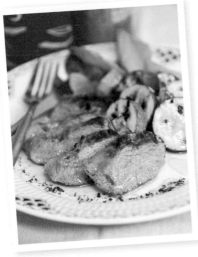

TIPS

松阪肉厚度不一定，若厚一點還是要視情況加一點時間，薄就扣時間。

當歸豬腳湯

1人份

餐點形式：主餐　料理準備時間：60分鐘　使用工具：鑄鐵燉鍋

熱量	碳水化合物	脂肪	蛋白質
683卡	1g（1%）	58g（77%）	37g（22%）

材料

蹄膀200g

米酒200ml

高湯300ml

水300ml

當歸1片

作法

1 豬蹄膀放入蔥薑米酒水內川燙、去腥後，把豬腳取出放涼。

2 將所有材料放入燉鍋，煮到大滾後蓋鍋蓋，轉小火，熬煮1小時。

3 起鍋前再淋上一些米酒就完成了！

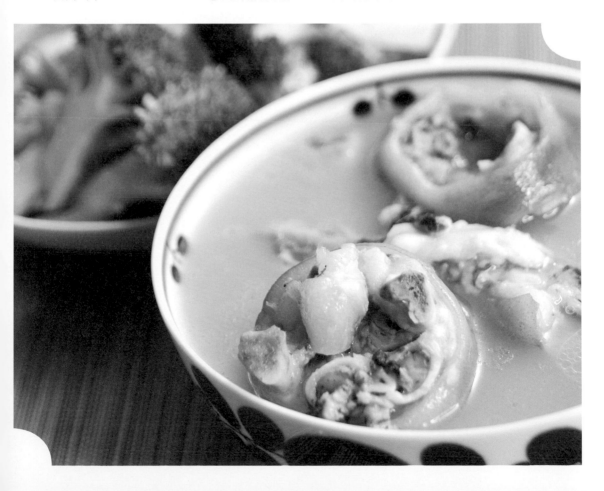

德國豬腳

常備菜 4人份

餐點形式：主餐　　料理準備時間：含醃漬約7天　　使用工具：低溫烹調機

熱量	碳水化合物	脂肪	蛋白質
1986卡	0g（0%）	171g（79%）	102g（21%）

材料

前腳蹄膀600g

鹽3大匙

黑胡椒粉1.5大匙

洋蔥1顆

紅蘿蔔1根

芹菜1顆或西洋芹2根

大蒜3～5瓣

丁香7～8個

八角3～5個

月桂葉15片

500ml黑啤酒2罐

紅酒1杯

作法

① 蹄膀洗乾淨後擦乾，抹上鹽、黑胡椒粉，真空醃漬12小時。

② 將醃漬好的豬腳連同鹽、胡椒，加入切塊洋蔥、紅蘿蔔、芹菜，拍過的帶皮大蒜、丁香、八角、月桂葉，倒入啤酒、紅酒，裝入真空袋密封，置於冷藏室醃漬7天。

③ 整袋食材放入鍋中，以65度烹調36小時。

④ 烤箱預熱250度，烘烤30分鐘。

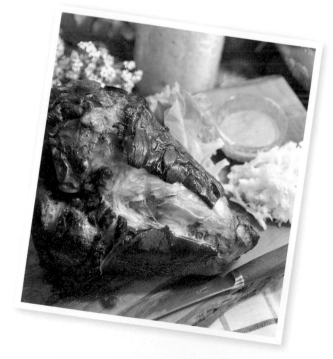

家禽類

家禽類的選擇，比較普遍的就是雞、鴨。鴨的油脂量比雞高，鴨胸、鴨腿都有豐富的油脂，雞的油脂量相對來說較低，建議大家可以選擇油脂量較高的雞腿來料裡。

鴨肉是比較寒涼的食材，富含蛋白質、維生素B群、維生素E，鴨油成分也與牛、豬、羊肉不同，不飽和脂肪酸含量較多。鴨肉的鉀含量很高，還含有較高量的鐵、銅、鋅等微量元素。

雞肉含優質蛋白質，脂肪含量少，但雞油也是不飽和脂肪酸含量較高的油脂，所以很適合生酮飲食使用。雞肉中蛋白質的含量較高，胺基酸種類多，而且消化率高，很容易被人體吸收，是營養很高的食材。

	碳水	油脂	蛋白質	菜單
雞腿	0g	6.1g	20.4g	泰式椒麻雞 P160 醉雞腿佐蔥油醬 P161 南薑椰汁雞腿湯 P162
鴨胸	4.7g	17.2g	16.7g	煙燻鴨胸 P158 鴨胸油醋醬沙拉 P159
鴨腿	3.4g	24.5g	14.4g	橄欖油封鴨腿 P158
其他				白蘭地雞肝慕斯 P164

橄欖油封鴨腿

便當菜 | 常備菜 2人份

餐點形式：主餐　料理準備時間：10分鐘　使用工具：低溫烹調機

熱量	碳水化合物	脂肪	蛋白質
564卡	9g（6%）	49g（74%）	28g（19%）

材料

鴨腿2隻300g（也可
以換成雞腿）

鴨腿重量2%的鹽

香料少許

橄欖油適量

作法

①鴨腿擦乾，將鹽、橄欖油、香料均勻抹上，真空封
存放置冰箱24小時。

②取出擦乾後，放入高玻璃密封盒，下橄欖油直到淹
過鴨腿後，放入低溫烹調機以攝氏70度12小時。

③取出後放涼，直接放入冰箱冷藏，食用前取出攝氏
250度上火烘烤10分鐘即可。

煙燻鴨胸

食材 3人份

餐點形式：食材　料理準備時間：15分鐘　使用工具：低溫烹調機

熱量	碳水化合物	脂肪	蛋白質
1362卡	28.2g（8%）	103.2g（64%）	100.2g（28%）

材料

鴨胸2個（600g）

鴨胸重量2%的鹽

赤藻醣醇¼小匙

不甜白酒1小匙

煙燻木1小把

作法

①粗鹽、赤藻醣醇、白酒混合，均勻抹在鴨胸上，稍
做按摩，真空封存放置冰箱24小時。

②取出後直接放入低溫烹調機，以攝氏55度煮8小時，
完成後取出擦乾。

③在不鏽鋼鍋底放置錫箔紙，中央放少許煙燻木屑，
架上蒸架，將鴨胸放置蒸架上，改上鍋蓋，大火5分
鐘，中火5分鐘，關火後再悶5分鐘就完成了！

鴨胸油醋醬沙拉

(5分鐘快速料理｜便當菜) 2人份

餐點形式：主食　料理準備時間：5分鐘　使用工具：無

熱量	碳水化合物	脂肪	蛋白質
839卡	18g（6%）	100g（81%）	35g（12%）

材料

煙燻鴨胸 (P158) 200g

油醋醬 (P106) 50g

生菜200g

作法

❶鴨胸切片，淋上油醋醬就完成了！

❷放上生菜一起享用。

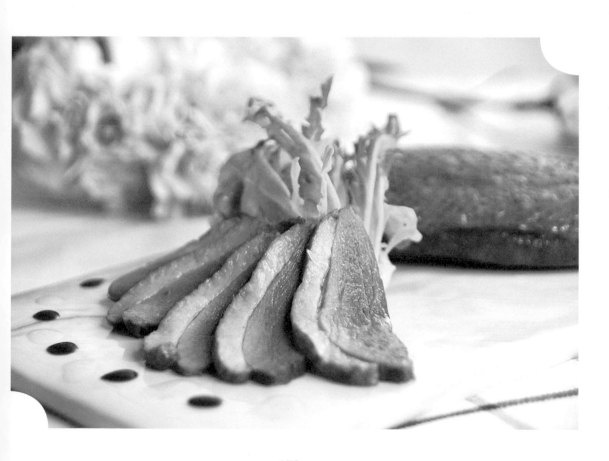

泰式椒麻雞

便當菜 1人份

餐點形式：主餐　料理準備時間：10分鐘　使用工具：碳鋼煎鍋

熱量	碳水化合物	脂肪	蛋白質
701卡	2g（1%）	60g（76%）	41g（23%）

材料

去骨雞腿1隻
高麗菜絲30g
醬油1大匙
檸檬汁2大匙
赤藻醣醇2大匙
魚露2大匙
橄欖油50g
蒜末2大匙
香菜末2小株
辣椒末1根

作法

❶ 雞腿肉以攝氏60度低溫烹調3小時後，取出擦乾備用（如果無低溫烹調機，可以省略，直接以平底煎鍋煎熟）。

❷ 將醬油、檸檬汁、赤藻醣醇、魚露、橄欖油、蒜末、香菜末、辣椒末攪拌均勻，即成醬汁。

❸ 取一平底煎鍋，將雞腿肉表皮煎至金黃色，放到高麗菜絲上，再淋上作法❷的醬汁即完成。

醉雞腿佐蔥油醬

便當菜 1人份

餐點形式：主餐　料理準備時間：10分鐘　使用工具：低溫烹調機

熱量	碳水化合物	脂肪	蛋白質
626卡	3g（2%）	51g（72%）	41g（26%）

材料

去骨雞腿200g

紹興酒適量

鹽適量

黃耆、枸杞適量

蔥油醬 P120 100g

作法

❶ 去骨雞腿撒上鹽，將皮朝下捲起來，用棉繩纏住。

❷ 將捲好的雞腿放入密封袋真空，放入低溫烹調機，以攝氏68度烹調90分鐘（無真空烹調機則用蒸鍋蒸50分鐘）。

❸ 打開真空袋，袋內的雞腿、雞湯不取出，再倒入紹興酒（要醃過雞腿），加入枸杞、黃耆，放冰箱冷藏3天，取出切片，建議可搭配蔥油醬享用。

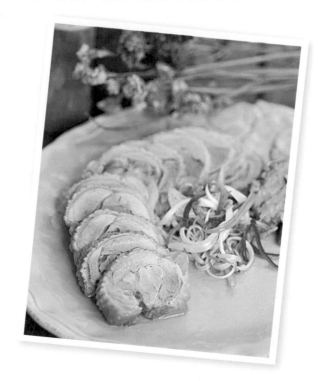

南薑椰汁雞腿湯

2人份

餐點形式：主餐　料理準備時間：10分鐘　使用工具：鑄鐵燉鍋

熱量	碳水化合物	脂肪	蛋白質
1694卡	8g（2%）	140g（76%）	93g（22%）

材料

帶骨雞腿400g（切塊）	辣椒1～2根
椰子油50g	赤藻醣醇2大匙
椰奶400g	魚露2大匙
南薑1大塊（切片）	檸檬汁2大匙
香茅1支	水1000ml
紅蔥頭8顆	檸檬葉3～5片（或檸檬皮）
蘑菇8～10顆	香菜適量

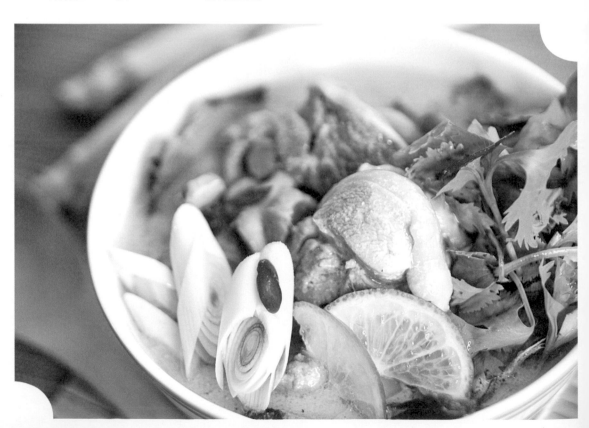

作法

❶熱鍋放入椰子油，把南薑片、香茅、紅蔥頭煸出香氣，加入雞腿塊炒到三分
熟之後，放入蘑菇翻炒一下，最後將椰奶和水倒入鍋中煮滾，轉中火將雞腿
肉煮熟，約5～8分鐘。

❷加入辣椒、赤藻醣醇、魚露、檸檬汁、檸檬葉，撒上香菜裝飾即可。

白蘭地雞肝慕斯

常備菜 4人份

餐點形式：點心　料理準備時間：30分鐘　使用工具：無

熱量	碳水化合物	脂肪	蛋白質
1514卡	13g（4%）	130g（76%）	77g（20%）

材料

奶油40g

融化奶油60g

雞肝（去除肉筋）

400公克

月桂葉粉½小匙（或

月桂葉5～6片）

干邑白蘭地100ml

高湯100ml

鮮奶油或酸奶油50g

赤藻醣醇 1大匙

巴薩米克醋½小匙

鹽和黑胡椒粉適量

作法

❶ 奶油加入平底深鍋裡以中火融化，放入雞肝將兩面煎上色。

❷ 加入月桂葉粉，再以干邑白蘭地從鍋邊熗入，燒2～3分鐘讓酒精揮發。

❸ 加入高湯、赤藻醣醇小火煮20分鐘，加入胡椒、鹽、巴薩米克醋調味。

❹ 若是使用月桂葉記得取出，以食物調理機打成細泥，趁熱拌入融化奶油和鮮奶油，再以食物調理機攪打均勻就完成了。

TIPS

(1)雞肝最好跟熟識的雞販買，請他幫你留母雞油脂豐厚漂亮的雞肝。

(2)做好之後放入密封罐裡，想吃的時候挖一些出來，和上松露醬、西班牙紅椒粉，當零食或下酒菜吃都好滿足。

(3)若想要像花花老師很浮誇的擺盤，可以用保鮮膜墊底，將雞肝慕斯放進模型，最後在上面再蓋上保鮮膜，冰1～2小時，脫模就可以使用了。

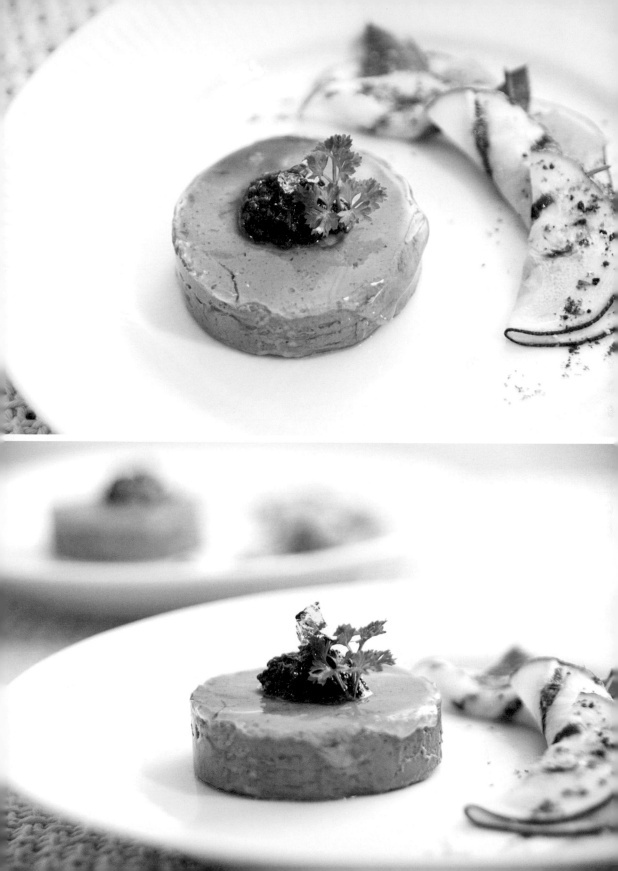

海鮮類

　　大致來說，在生酮飲食料理當中，海鮮類食材的運用是比較受侷限的，主因——是除了某些深海魚的腹肉之外，海鮮類食材通常含油量較少，得在料理上搭配高油脂的醬料一同食用，才能達成生酮飲食的營養比例。

　　料理海鮮要注意的是，深海魚類通常富含高量Omega-3的油脂，但是Omega-3的油脂在攝氏70度以上就會被破壞，因此花花建議大家可以購買生魚片等級的深海魚，以生食的方式享用。或是使用低溫烹調機低溫料理，盡可能保留Omega-3的完整營養。

迷迭香鹽之花漬鮭魚佐酸豆

2人份

餐點形式：主餐　料理準備時間：10分鐘　使用工具：無

熱量	碳水化合物	脂肪	蛋白質
847卡	0g（0%）	72g（72%）	62g（28%）

材料

鮭魚排300g

鹽之花1½大匙

赤藻醣醇⅔大匙

橄欖油40g

新鮮或乾燥迷迭香
（或任何喜歡的香料
如胡椒、巴西里）

酸豆1大匙（Costco
或進口超市有，可省
略）

胡椒適量

作法

①找一個乾淨平底深皿，將鮭魚排用乾紙巾擦乾，均
勻抹上鹽之花及切碎的迷迭香，用保鮮膜包裹起
來，放置密封盒中醃漬12～16小時。

②將鹽漬好的鮭魚取出，將表面醃料擦乾淨，切成薄
片後盛盤，撒上切碎的迷迭香、胡椒、酸豆（或薄
荷，基本上美麗就好），最後再多灑一點鹽之花，
淋上橄欖油，就可以享用了！

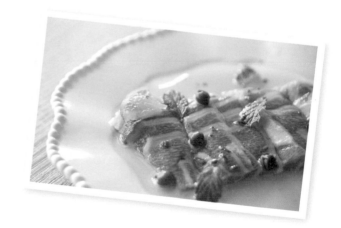

TIPS

剩下的鹽和橄欖油千萬不要浪費了，抓一把生菜（或燙一點花椰菜、葉菜）
攪拌一下，淋上一點點巴撒米克醋，就是豐盛的一餐唷！

鮭魚蘆筍韃靼

1人份

餐點形式：主餐　料理準備時間：10分鐘　使用工具：無

熱量	碳水化合物	脂肪	蛋白質
617卡	4g（3%）	51g（71%）	43g（26%）

材料

生食級鮭魚200g

綠蘆筍100g

黃檸檬汁½顆

黃芥末1小匙

冷壓初榨橄欖油30g

鹽之花或其他你喜歡
的鹽適量

作法

❶綠蘆筍切小方丁，以滾水燙1分鐘，撈起放涼。

❷鮭魚切小塊，跟綠蘆筍一起拌勻，加入橄欖油、黃
芥末、檸檬汁。

❸放冷藏靜置5分鐘後裝盤，撒上鹽之花（或胡椒、或
任何你喜歡的香料），即可享用，也可以再多淋一
些初榨橄欖油唷！

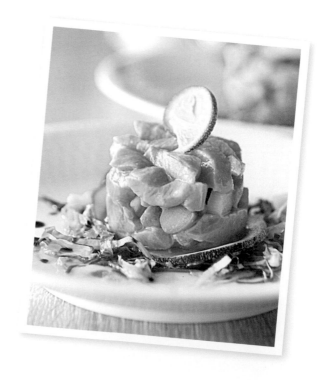

TIPS
(1)鮭魚遇上檸檬汁，表面會有一點熟，會增添鮭魚的口感跟香氣。

(2)放冷藏前記得用保鮮膜包好。

(3)花花喜歡搭配櫛瓜切片、蘿蔓一起享用。

(4)我還會多加一些橄欖油在湯汁中，再燙半顆花椰菜，沾著湯汁吃，輕鬆攝取好油！

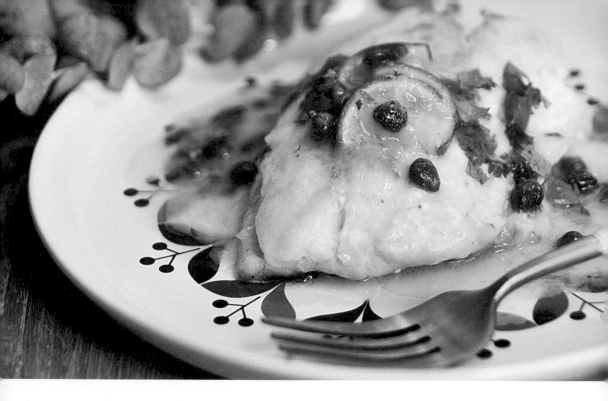

檸檬奶油醬鸚哥魚佐青花椰

1人份

餐點形式：主餐＋副食　料理準備時間：10分鐘

使用工具：低溫烹調機＋平底鑄鐵鍋

熱量	碳水化合物	脂肪	蛋白質
615卡	5g（3%）	53g（71%）	44g（26%）

材料

鸚哥魚200g

鹽、胡椒適量

酸豆適量

奶油65g

檸檬汁½顆

巴西里適量

青花椰菜100g

作法

1. 魚片抹上鹽、胡椒後真空密封，以攝氏60度低溫烹調1小時，取出備用。

2. 平底鑄鐵鍋中小火加熱5分鐘，放入奶油融化後加熱使它呈現淺褐色，關火加入檸檬汁、切碎的巴西里、酸豆稍作攪拌，即成醬汁，將魚片放入裹上醬汁盛盤。

3. 花椰菜燙熟，佐醬汁一併享用。

香煎舒肥香料塔塔醬鮭魚排

便當菜 1人份

餐點形式：主餐　料理準備時間：10分鐘　使用工具：低溫烹調機＋碳鋼煎鍋

熱量	碳水化合物	脂肪	蛋白質
622卡	0g（0%）	61g（71%）	46g（10%）

材料

鮭魚200g

鹽適量

迷迭香適量

生酮優格塔塔醬

P101 75g

作法

❶ 鮭魚擦乾均勻抹上鹽、香料，真空封好，以攝氏50度低溫烹調3小時。

❷ 取出後將兩面煎香，可搭配塔塔醬使用。

蒜油藍紋鸚哥魚佐白蘭地奶油蕈菇醬

1人份

餐點形式：主餐　　料理準備時間：50分鐘　　使用工具：低溫烹調機＋鑄鐵平底鍋

熱量	碳水化合物	脂肪	蛋白質
702卡	1g（1%）	53g（78%）	31g（21%）

材料

藍紋鸚哥魚150g　　　　　普羅旺斯香料適量

鮮奶油 100g　　　　　　　白蘭地50ml

白醬 `P113` 60g　　　　　青蔥、紅椒粉適量

紅蔥頭末3大匙　　　　　　奶油50g（分成20g、30g兩塊）

蒜末1大匙　　　　　　　　洋菇（或香菇）切片½小碗

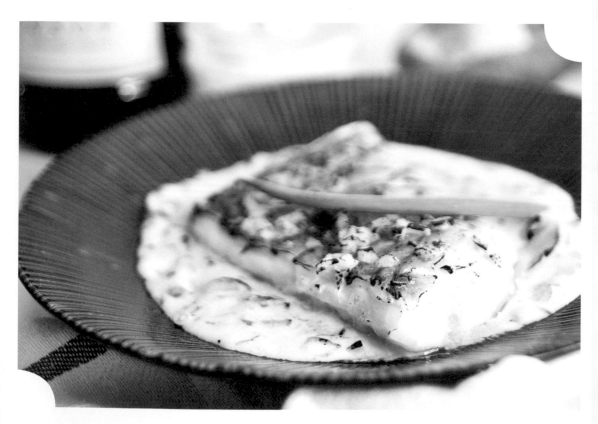

作法

①鸚哥魚放入真空袋，以攝氏60度低溫烹調45分鐘。

②在熱好的鑄鐵平底鍋中融化20g奶油，放入魚片兩面煎到金黃色。

③取一鍋融化30g奶油，放入紅蔥頭末、蒜末、普羅旺斯香料和洋菇片炒香，加入白蘭地將酒精揮發後，加入鮮奶油、白醬調勻。

④將醬汁倒在有點深度的盤子裡，放入煎得金黃香酥的魚片。

⑤適量撒上青蔥、紅椒粉就完成了！

英式炸魚佐美乃滋

2人份

餐點形式：主餐　料理準備時間：10分鐘　使用工具：低溫烹調機

熱量	碳水化合物	脂肪	蛋白質
1991卡	20g（4%）	167g（77%）	95g（19%）

材料

白肉魚400克

蛋1顆

椰子粉30克

炸油適量

鹽適量

黑胡椒適量

美乃滋 P107 200g

作法

❶ 將魚片放入真空袋裡，低溫烹調機以攝氏60度烹調45分鐘。

❷ 將白肉魚切成長條片狀。

❸ 沾上蛋汁，輕輕裹上薄薄椰子粉。

❹ 油溫約攝氏190度炸到金黃即可取出撒上鹽、黑胡椒，佐美乃滋享用。

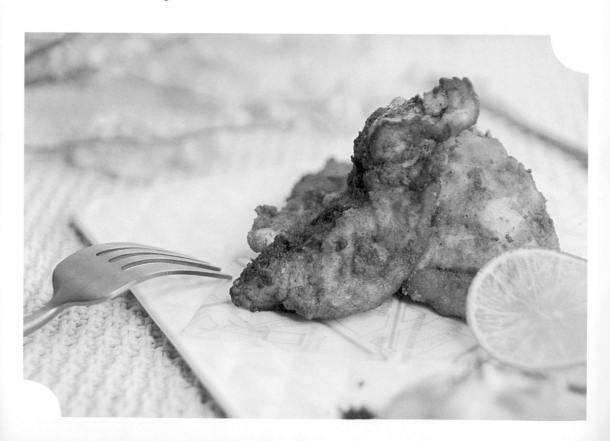

Chapter 12

蔬菜類

　　生酮飲食的營養比例通常只強調脂肪、蛋白質、碳水化合物的比例，因此很多人會誤解生酮飲食是一個大口吃肉的飲食方式，其實不然，生酮飲食後減少了碳水化合物的比重，更應該要注意膳食纖維的攝取。根莖類的蔬菜因多含較高份量的碳水化合物，建議儘量不吃，甜度較高的蔬菜（例如：胡蘿蔔、玉米、洋蔥等等）也建議少吃。大家可以多食用深綠色的蔬菜，儘可能採購有機蔬菜，然而，不管有機與否，都要注意蔬菜的清洗處理方式，大原則就是──先浸泡、後沖洗、再切除。

　　大部分的水溶性農藥都可以透過浸泡、沖洗將殘留的農藥分解。先浸泡三分鐘讓農藥分解在水裡，再用流動的清水沖洗，最後才切除不要的根莖老葉──先切反而會讓農藥水吸收到蔬菜的纖維裡。

▶**包葉菜類**：先將外層沾有較多農藥的葉子去除，泡清水三分鐘，再用清水沖洗，最後才去根莖。
▶**一般葉菜**：先泡水三分鐘，用清水沖洗，才將不要的根莖老葉去除。
▶**花菜類**：除了浸泡、清洗，最好在料理前先以滾水川燙，讓高溫溶解藏在縫隙中的農藥。

　　在保存上，深綠色葉菜買回來後，用噴濕的廚房紙巾包好，再以塑膠袋包裹放冰箱保存，並儘可能趁新鮮三天內食用完畢。

葉菜類

臺灣一年四季都有不同的葉菜類，每天都要吃到足夠份量的葉菜類哦！由於農業發達，不斷改良品種及耕作環境，很多蔬菜一年四季都能夠產出，但我還是建議儘可能選擇當季蔬菜。此外，也建議儘可能少量購買，回家後立刻用報紙包好冷藏，維持蔬菜的新鮮度！

葉菜的料理大概可以分四種方式：

⑴**大火快炒**：建議通常較細軟的青菜，使用豬油以免高溫讓油變質。

⑵**水炒青菜**：各式青菜都可以使用這樣的方式，先用100～150ml的水炒蒜末，加入青菜炒熟後再淋上橄欖油調味，可以減少橄欖油變質的風險。

⑶**清燙後淋醬**：大部分青菜都可以使用這樣的方式，選擇喜歡的醬料像是古早味油蔥醬 P104 、蔥油醬 P120 、油醋醬 P106 ，直接淋上就很美味。

⑷**先燙後炒**：建議梗較粗或是需要燜煮的青菜，先燙過青菜取出備用，冷鍋冷油下蒜末炒出蒜香，再將青菜放入拌炒均勻。

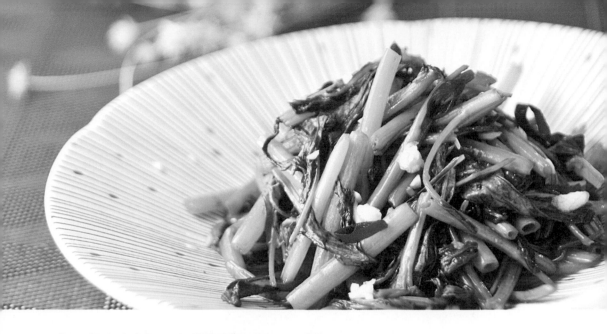

泰式最搶手蝦醬空心菜

便當菜 1人份

餐點形式：副食　　料理準備時間：10分鐘　　使用工具：碳鋼深炒鍋

熱量	碳水化合物	脂肪	蛋白質
424卡	2g（3%）	36g（82%）	15g（15%）

材料

豬油1大匙

泰式蝦醬 P105 40g

空心菜300g

蒜末4大匙

辣椒末適量

作法

❶ 中火熱鍋後下豬油、蒜末、蝦醬，炒到有香氣。

❷ 加入切段空心菜梗，拌炒到五分熟。

❸ 加入空心菜葉，灑入20ml的水，再翻炒一下，最後撒上辣椒末，就完成啦！

TIPS

(1)蝦醬有鹹，所以鹽要適量斟酌。

(2)空心菜熟得很快，使用約攝氏160度中溫就可以。

(3)特級初榨橄欖油的冒煙點是攝氏200度上下，所以不要用大火炒唷！

菠菜金菇溫沙拉

5分鐘快速料理｜植物五辛素 1人份

餐點形式：副食　料理準備時間：5分鐘　使用工具：無

熱量	碳水化合物	脂肪	蛋白質
680卡	26g（9%）	105g（86%）	11g（5%）

材料
菠菜300g

鹽適量

油醋醬 P106 80g

金針菇100g

作法
❶ 菠菜洗乾淨、切段備用。

❷ 滾水將菠菜、金針菇燙熟，撒上鹽、淋上油醋醬就完成了。

水炒莧菜

5分鐘快速料理｜植物五辛素 1人份

餐點形式：副食　料理準備時間：5分鐘　使用工具：碳鋼深炒鍋

熱量	碳水化合物	脂肪	蛋白質
482卡	13g（10%）	47g（84%）	7g（4%）

材料
莧菜300g

蒜末20g

橄欖油50g

鹽適量

作法
❶ 碳鋼鍋加熱後加水150ml，下蒜末煮滾，放入洗好切段的莧菜，蓋鍋蓋1分鐘，打開拌炒到莧菜變軟。

❷ 撒上鹽淋上橄欖油拌勻，即可。

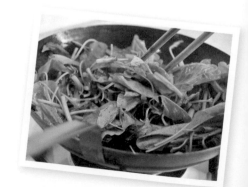

蒜辣豆豉炒山蘇

5分鐘快速料理 1人份

餐點形式：副食　料理準備時間：5分鐘　使用工具：碳鋼深炒鍋

熱量	碳水化合物	脂肪	蛋白質
349卡	30g（76%）	8g（9%）	13g（14%）

材料

山蘇300g

豆豉1大匙

蒜末1大匙

辣椒末1大匙

豬油30g

作法

❶ 熱鍋後加入豬油融化，加入蒜末、豆豉炒香。

❷ 放入山蘇拌炒30秒加50ml熱水，拌炒1～2分鐘。

❸ 撒上辣椒拌勻就完成了！

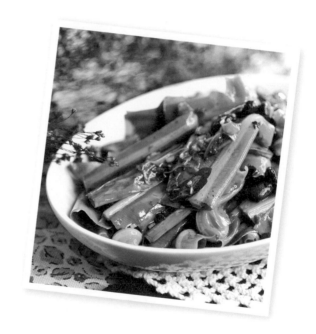

TIPS

山蘇的碳水化合物中，每4.4克裡有3.3克是膳食纖維，較不用擔心碳水化合物數字過高唷！

先燙後炒蒜香芥蘭菜

[5分鐘快速料理|植物五辛素] 1人份

餐點形式：副食　料理準備時間：5分鐘　使用工具：碳鋼深炒鍋

熱量	碳水化合物	脂肪	蛋白質
544卡	11g（8%）	54g（89%）	3g（3%）

材料

芥蘭菜300g

蒜頭30g

橄欖油60g

鹽適量

作法

❶ 滾水將芥蘭菜燙至8分熟，取出備用。

❷ 碳鋼炒鍋加熱，放入橄欖油蒜頭，炒到蒜香出來，
將芥蘭菜放入，撒上鹽拌炒均勻就完成了。

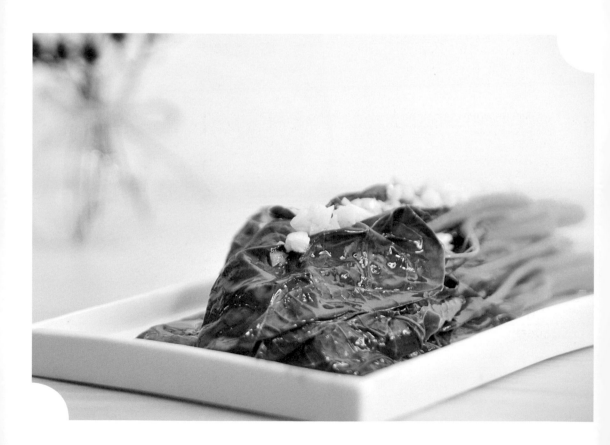

菇類

　　菇類食材除了味道鮮美之外，還具有極高的保健功能。自古以來，就有把許多食用菇納為保健藥材的記錄，如靈芝、香菇、金針菇、茯苓、黑木耳、白木耳等，認為多食菇類可「益氣延年、輕身不老」，也表示多吃菇類能補養身體，延緩衰老，增強體力，避免肥胖。

　　許多食用菇都有柔滑黏軟的口感，是因為菇類中含有特殊的多醣體。菇類裡的碳水化合物有一部分就是多醣體，多醣體是目前最強的免疫調節食材之一，也是很好的食材。

　　購買新鮮菇類時要挑選氣味清香、菌傘完好、傘柄挺拔、色澤自然的菇類，若是菇體滴水、滲水、看起來濕濕爛爛、變色或聞起來有異味，就代表不夠新鮮。

　　除此之外，食用菇的庫房非常乾淨，就算是太空包裡菇菇帶點屑屑，用手剝掉，就可以直接下鍋，花花真的不建議用水洗；若真的怕髒，可用紙巾將土或髒的地方擦一擦。菇類下水、吸水後，不只容易腐敗、變質，烹調時也會不斷出水，影響料理的品質和風味。

	碳水化合物	膳食纖維	油脂	蛋白質	菜單
秀珍菇	4.6g	1.3g	0.1g	3.3g	
金針菇	7.2g	2.3g	0.3g	2.6g	酸辣金菇 P183
杏鮑菇	8.3g	3.1g	0.2g	2.7g	麻油杏鮑菇 P182
草菇	5.9g	2.1g	0.3g	3.8g	
洋菇	3.8g	1.3g	0.2g	3.0g	
香菇	7.6g	3.8g	0.1g	3.0g	
美白菇	4.8g	1.5g	0.3g	2.4g	橄欖油醋漬百菇 P182
鴻禧菇	5.3g	2.2g	2.9g	0.1g	
舞菇	5.8g	0.3g	1.4g	0.1g	
柳松菇	6.0g	1.5g	3.7g	0.3g	

麻油杏鮑菇

5分鐘快速料理|全素 1人份

餐點形式：副食　料理準備時間：5分鐘　使用工具：碳鋼炒鍋

熱量	碳水化合物	脂肪	蛋白質
285卡	8g（11%）	27g（85%）	2g（4%）

材料

麻油30g

薑片5～7片

杏鮑菇200g

作法

①碳鋼鍋加熱，放入杏鮑菇類拌炒，待軟湯汁收乾後
取出備用。

②放入麻油煸香薑片，將炒熟的菇放入拌勻即可。

橄欖油醋漬百菇

5分鐘快速料理|全素 1人份

餐點形式：副食　料理準備時間：5分鐘　使用工具：無

熱量	碳水化合物	脂肪	蛋白質
1290卡	10g（3%）	135g（95%）	5g（2%）

材料

美白菇300g

鴻喜菇300g

胡椒適量

迷迭香適量

月桂葉2片

紅酒醋100g

橄欖油300g

作法

①綜合菇用乾鍋拌炒到軟化，待湯汁收乾，加入迷迭
香、胡椒、月桂葉拌勻。

②放入保鮮盒中，倒入橄欖油、紅酒醋拌勻。

③密封後送入冰箱冷藏兩週，即可食用。

酸辣金菇

5分鐘快速料理｜植物五辛素 1人份

餐點形式：副食　料理準備時間：5分鐘　使用工具：無

熱量	碳水化合物	脂肪	蛋白質
552卡	9g（7%）	54g（89%）	5g（4%）

材料

金針菇300g

小黃瓜30g

紅辣椒3根

蒜末10g

復興辣豆瓣15g

白酒醋30g

辣橄欖油 P114 30g

香油30g

赤藻醣醇5g

醬油5g

鹽適量

作法

① 辣椒去籽切絲。

② 川燙金針菇數秒後瀝乾，用冷水洗淨黏液再瀝乾。

③ 小黃瓜切絲灑鹽抓一下，用冷開水洗乾淨捏乾。

④ 拌勻所有材料及調味料即可。

青花椰菜

　　青花椰菜被《時代雜誌》評比為十大健康食物之一，含有胡蘿蔔素、葉黃素、槲皮素及蘿蔔硫素等等抗氧化物，可加強細胞對抗自由基的能力，因此許多研究認為綠花椰有抗癌的潛能，甚至還能保護心血管並預防黃斑部病變發生。

　　選擇花椰菜的時候，花色鮮綠、花蕾緊密、花莖扎實、拿起來感覺沉甸甸的、不要有病蟲害、上面還有果粉的品質為佳。臺灣產的青花椰大概是每年十月到隔年四月，本土青花椰菜顏色沒這麼綠，但口感較為爽脆；五月到九月則是以進口青花椰為主，顏色較為翠綠。

　　再者，青花椰菜每100g裡4.4g的碳水化合物，有3.1g是膳食纖維，也算是高纖食物，因為青花椰菜的抗癌成分是水溶性物質，烹調時建議用蒸煮、水炒的方式，儘可能避免營養成分的流失。

　　熱鍋後加油，下青花椰菜後，淋上100ml的水，關火蓋上鍋蓋悶1分鐘，花椰菜就熟了，水炒法至少能夠儘可能的保留抗癌養分，並且保留更多的維生素B跟C，只要挑對方法，吃清淡同時也能吃進更多養分。

	碳水	油脂	蛋白質	菜單
青花菜	4.4g	0g	3.7g	焗烤白醬花椰菜 P185 泰式酸辣花椰菜 P186 綠咖哩花椰菜 P187

簡單最美味焗烤白醬花椰菜

便當菜|奶素 1人份

餐點形式：副食　料理準備時間：15分鐘　使用工具：鑄鐵平底鍋

熱量	碳水化合物	脂肪	蛋白質
2697卡	11g（9%）	37g（70%）	25g（21%）

材料
花椰菜200g
生酮白醬 P113 70g
莫扎瑞拉起司100g

作法
❶ 花椰菜以水炒法炒熟，取出備用。

❷ 取一個烤皿，放入花椰菜擠上白醬，撒上莫扎瑞拉起司。

❸ 烤箱攝氏250度預熱，放入作法❷烤到起司呈現金黃焦香就完成了。

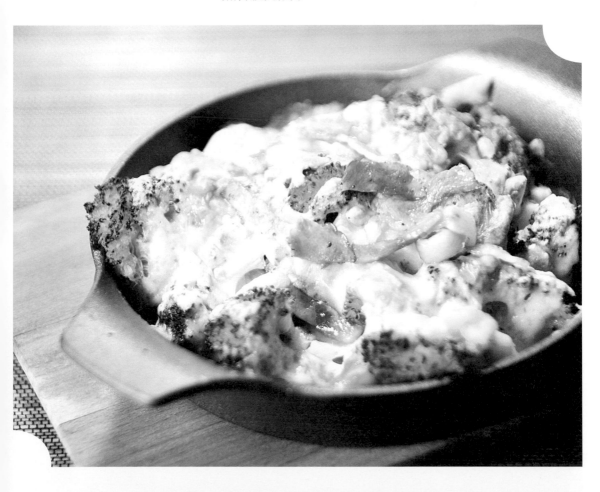

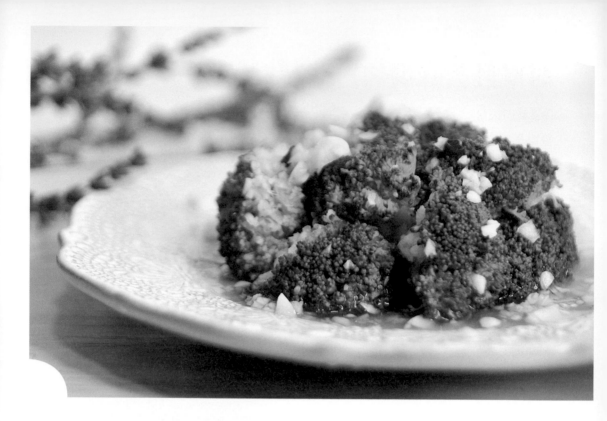

泰式酸辣花椰菜

1人份

餐點形式：副食　料理準備時間：5分鐘　使用工具：碳鋼炒鍋

熱量	碳水化合物	脂肪	蛋白質
564卡	16g（11%）	45g（71%）	25g（17%）

材料

花椰菜300g

檸檬汁3大匙

魚露3大匙

蒜末3大匙

赤藻醣醇1大匙

辣椒適量

辣橄欖油 P114 適量

作法

① 花椰菜以水炒法炒熟備用。

② 檸檬汁、魚露、蒜末、赤藻醣醇攪拌均勻，拌入花椰菜，最後撒上辣椒、淋上辣橄欖油就完成了。

綠咖哩青花椰

便當菜 1人份

餐點形式：副食　料理準備時間：10分鐘　使用工具：碳鋼炒鍋

熱量	碳水化合物	脂肪	蛋白質
789卡	15g（8%）	75g（85%）	13g（7%）

材料

綠花椰300g

綠咖哩醬 P116 30g

椰漿200g

椰子油30g

赤藻醣醇1小匙

作法

❶ 綠花椰菜以水炒法炒熟備用。

❷ 碳鋼鍋加熱，放入椰子油融化，加入綠咖哩醬炒到有香氣，將椰漿倒入，煮到醬汁稍微變稠，最後加入赤藻醣醇。

❸ 將綠花椰放入鍋中拌炒均勻即可。

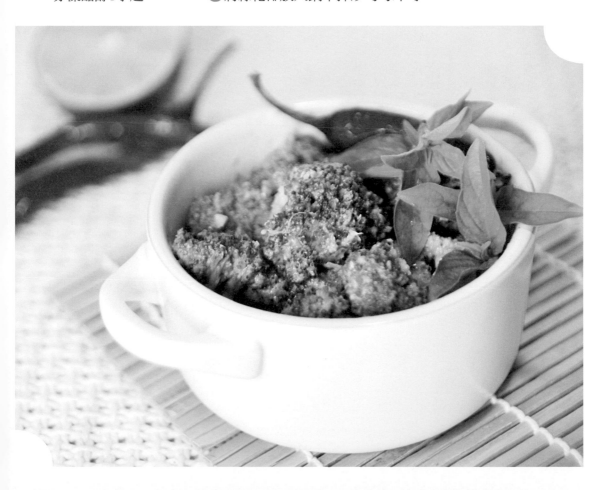

瓜類

　　大多瓜類都含有較高量的碳水化合物，因此建議大家盡可能食用幾種碳水化合物較低的瓜類，像是櫛瓜、冬瓜、小黃瓜、苦瓜，尤其是苦瓜，苦瓜含有高膳食纖維，很適合生酮飲食的朋友食用。

	碳水化合物	膳食纖維	油脂	蛋白質	菜單
櫛瓜	1.8g	0.9g	0g	2.2g	青醬櫛瓜麵 P189 櫛瓜蘑菇西班牙烘蛋 P190 焗烤紅醬培根櫛瓜 P192
小黃瓜	2.4g	1.3g	0g	0.9g	
苦瓜	4.2g	3.2g	0g	3.8g	

櫛瓜購買：可上德霖蔬果／迦南農場粉絲頁購買

青醬櫛瓜麵

便當菜｜植物五辛+奶素 1人份

餐點形式：副食　料理準備時間：10分鐘　使用工具：碳鋼深炒鍋

熱量	碳水化合物	脂肪	蛋白質
285卡	8g（6%）	57g（86%）	12g（8%）

材料

櫛瓜300g

青醬 P112 50g

橄欖油30g

帕瑪森起司10g

作法

1 櫛瓜刨成片狀，放入水中燙到8分熟，取出備用。

2 碳鋼鍋加熱，放入橄欖油、青醬拌炒均勻，將櫛瓜放入攪拌均勻，最後灑上帕瑪森起司就完成了。

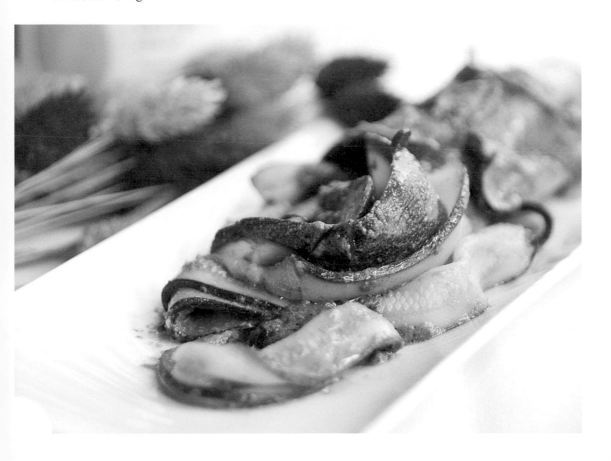

櫛瓜蘑菇西班牙烘蛋

便當菜｜蛋奶素 1人份

餐點形式：主餐＋副食　料理準備時間：35分鐘　使用工具：平底鑄鐵鍋

熱量	碳水化合物	脂肪	蛋白質
824卡	7g（4%）	75g（82%）	28g（14%）

材料
櫛瓜1條
蘑菇100g
中型蛋3個
紅黃椒丁少許
鹽1小匙
胡椒適量
奶油70g（切成30g、
40g）

作法
1 烤箱攝氏180度預熱。
2 櫛瓜切1.5cm厚片後再分切4塊；蘑菇以廚房紙巾擦乾淨對切；蛋打散後加入鹽、胡椒。
3 中小火加熱鑄鐵鍋5分鐘，加入30g奶油融化後，加入蘑菇乾炒到湯汁收乾。
4 加入櫛瓜、紅黃椒丁拌炒1分鐘，倒在大碗裡備用。
5 在空鍋中加入40g奶油融化後，將蛋汁、拌炒蔬菜倒在鑄鐵鍋中。
6 連鍋放入烤箱烘烤25分鐘。

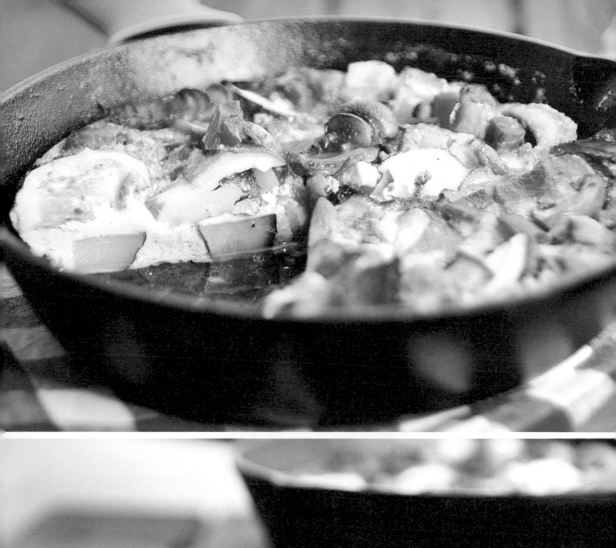
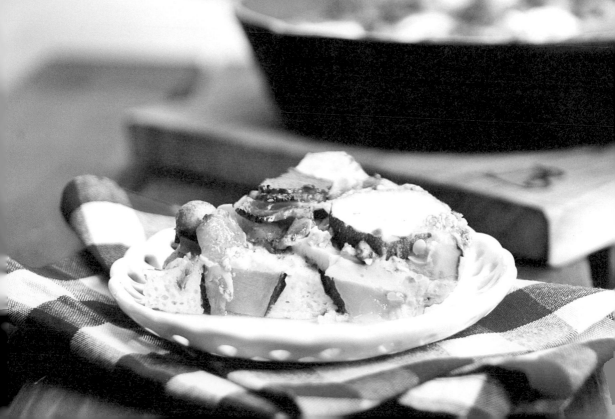

焗烤紅醬培根櫛瓜

便當菜｜奶素　1人份

餐點形式：主餐＋副食　料理準備時間：30分鐘　使用工具：鑄鐵淺鍋

熱量	碳水化合物	脂肪	蛋白質
373卡	4g（5%）	32g（79%）	14g（16%）

材料

櫛瓜1條（約200g）

培根25g

鹽適量

莫扎瑞拉起司25g

胡椒粉適量

橄欖油20g

切丁番茄 2大匙（購買不含糖的切丁罐頭，剩下的分裝打包，冰冷凍庫，退冰即可使用）

作法

1 烤箱預熱攝氏220度。

2 櫛瓜剖半取出中間的子和囊，取一半切成丁狀，培根也切丁（如果櫛瓜囊全下會滿出來……）。

3 將培根、切丁番茄、櫛瓜丁、少許鹽攪拌均勻。

4 將作法 3 的混料放入櫛瓜後，整個移到鑄鐵淺鍋中，放入烤箱烤20分鐘（中間你可以去滑個手機、看個影片）。

5 取出，撒上滿滿的起司後，再入烤箱烘烤5分鐘，趁這時候把餐桌Set好。取出後，撒上現磨胡椒、淋上冷壓初榨橄欖油，就可以連同鑄鐵鍋一起上桌！

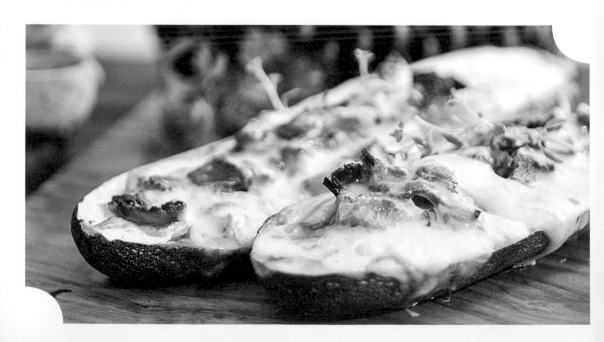

Chapter 13

堅果種籽類

　　堅果是很棒的補油生酮小零嘴，建議大家可以購買生豆回來，真空分裝冷藏，需要時簡單烘烤一下就能享用。

	碳水化合物	油脂	蛋白質	烘烤方式
胡桃	14.2g	71.4g	10g	100度20分鐘
夏威夷果	10.7g	82.1g	7.1g	100度30分鐘
核桃	11.2g	67.9g	15.4g	100度30分鐘
奇亞籽	44g	31g	16g	不用烘烤，膳食纖維38g

熱烘胡桃、夏威夷果 全素

　　通常，我會在煮飯時順便將一小把堅果放在烤箱裡，以攝氏100度烘烤20～30分鐘。等煮完飯就可以取出放一旁，當作之後的餐後小零嘴（配電視），一方面可以控制自己不要過量食用（因為熟的也就這一小把），另一方面可以每天吃到最新鮮烘烤的酥脆堅果。

奇亞籽飲 全素

　　先將奇亞籽泡開，無論是加在咖啡、抹茶 P196 、綠茶裡，增加滑順口感，同時補充膳食纖維以及Omega-3，絕對是不可或缺的生酮好朋友。

Chapter 14

飲品

各式優油飲品

　　大部分開始生酮飲食的朋友都會誤會一定要喝防彈咖啡，其實只要是優質的油品加上無糖咖啡、茶飲，經過奶泡機攪打乳化，或是添加無糖可可粉，都是補充好油的方式。除此之外，也可以將奇亞籽泡開後加上各式無糖飲品，同樣也是隨身補充營養的好選擇。

　　另外，花花也為大家準備了擠上鮮奶油的華麗康寶藍，偶爾可以多花點時間好好寵愛自己唷！

老虎堅果奶咖啡
（優油咖啡）

全素 1杯

材料
老虎堅果油35ml
熱手沖咖啡（或美式咖啡）300ml

作法
將老虎堅果油加入熱手沖咖啡，用攪拌器攪打至乳化即可。

椰香咖啡

全素 1杯

材料
椰奶150ml
熱手沖咖啡（或美式咖啡）300ml

作法
❶ 將加熱微溫的椰奶沖入熱咖啡中攪拌均勻即可。
❷ 若把咖啡換成沖好的抹茶，就是「椰奶抹茶」了。

金沙榛果可可

全素 1杯

材料
可可粉20g
榛果油30ml
熱水300ml

作法
❶ 先將熱水加可可粉，以攪拌器攪打均勻。
❷ 倒入榛果油，一起攪打至乳化就完成了。

抹茶奇亞籽

全素 1杯

材料
奇亞籽5g
抹茶1小匙
熱水80ml
冷水200ml

作法
❶ 抹茶過濾後，用熱水將茶攪勻。
❷ 加入200ml冷水，再將泡開的奇亞籽倒入攪拌均勻。

康寶藍Con Panna

[奶素] 1杯

材料

濃縮咖啡100ml
鮮奶油120ml（可擠3
杯，因為40ml無法打
發鮮奶油，所以基本
上至少打3杯份量）

作法

① 將濃縮咖啡導入約200ml杯中。

② 鮮奶油放入冷凍10分鐘，取出用手持攪拌機打到拉
起尖端不會掉落，放入擠花袋中。

③ 將鮮奶油從杯緣往內擠，約與咖啡為1：1就大功告
成了。

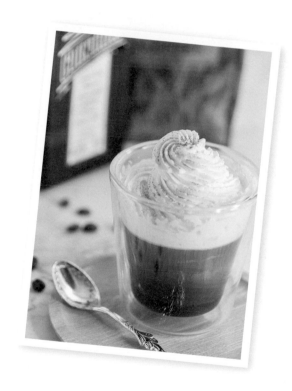

可可康寶藍

奶素 1杯

材料

法芙娜可可粉10g

熱水120ml

鮮奶油120ml

鮮奶油120ml（可以
擠3杯）

赤藻醣醇1小匙

作法

① 鮮奶油放置冷凍庫十分鐘，取出用手持攪拌機攪打
至拉起有尖角。

② 可可放入牛奶小鍋用熱水沖開。

③ 加入鮮奶油、赤藻醣醇，放在爐上加熱，一邊加熱
一邊用奶泡機攪打，直到鍋緣冒出小泡泡，關火繼
續攪打至上面有一層細細奶泡。

④ 將鮮奶油擠在可可上面，灑上堅果粉、肉桂粉就完
成了！

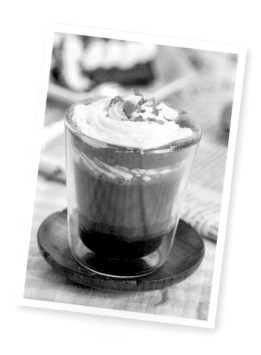

蔬菜堅果精力湯

　　有些人的腸胃系統弱，喝精力湯會有脹氣的狀況。所以請大家注意要小口小口喝，甚至留在口裡稍作咀嚼，讓精力湯跟唾液充份混合，再慢慢吞嚥，除了可以避免脹氣，還可以讓味蕾品嚐到精力湯更豐富的滋味。

適合打精力湯的食材

▶**蔬菜**：地瓜葉、紅鳳菜、空心菜、A菜、韭菜、川七、山芹菜、山茼蒿、菠菜、花椰菜、西洋芹、番茄……

▶**水果**：酪梨、藍莓、美國進口草莓、檸檬……

▶**芽菜**：青花椰芽、紫高麗芽、蕎麥芽、苜蓿芽、碗豆芽（關於苜蓿芽，依過往的研究，多是提到苜蓿芽會造成紅斑性狼瘡的發作或惡化，目前尚未有大規模的人體試驗證實苜蓿芽與紅斑性狼瘡的直接關聯性，因此建議苜蓿芽的每日攝取量不要超過2杯，其他芽菜就沒有限制。事實上，長期大量吃任何一種食物都可能有負面效應，所以飲食最重要的原則就是均衡多元）……

▶**堅果、種籽**：椰子粉、印加果粉、洋車前子粉、奇亞籽、亞麻仁粉……

▶**其他**：優格、酸奶油、椰奶……

芽菜	碳水化合物	膳食纖維	油脂	蛋白質
青花椰芽	3.6	3.2	0.6	2.4
紫高麗芽	6.6	2.9	0.7	0.2
蕎麥芽	3.4	2.1	0.2	1.9
苜蓿芽	2.5	1.8	0.2	3.2
碗豆芽	2.5	2.5	0.3	4.8

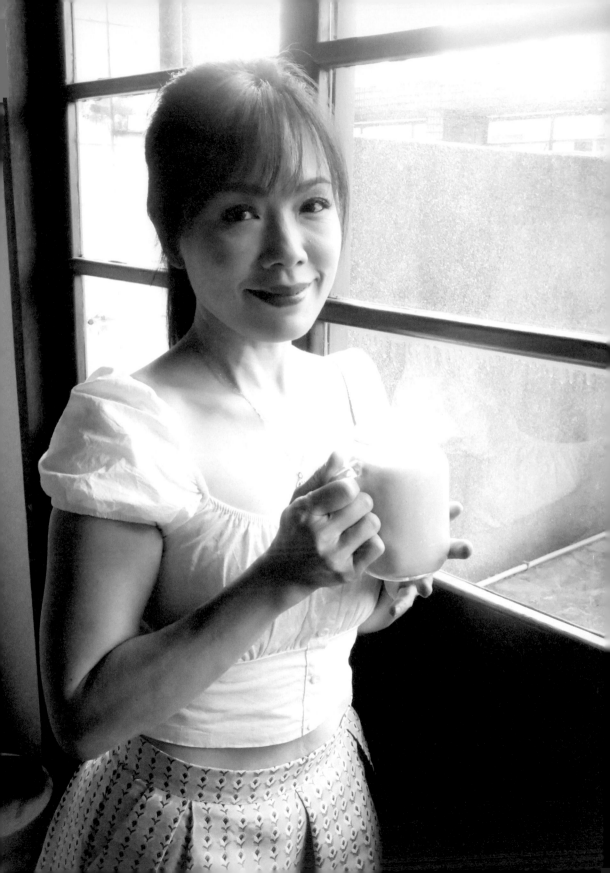

「補油好朋友」青花椰苗酪梨椰粉昔

全素　1杯

材料

青花椰芽75g

椰奶200g

酪梨75g

亞麻仁粉10g

「順暢幫手」高纖檸檬洋車前籽昔

全素　1杯

材料

蕎麥芽75g

檸檬10g

洋車前子5g

西洋芹75g

椰奶優格50g

水200g

「美白漂亮」草莓檸檬奇亞籽昔

全素　1杯

材料

苜蓿芽50g

檸檬35g

進口草莓10g

奇亞籽5g（泡開，最後再加入）

「清熱夥伴」瓜類花椰檸檬昔

全素　1杯

材料

青花椰芽75g

小黃瓜30g

椰奶200g

苦瓜30g

檸檬20g

椰子粉5g

Chapter 15

簡單自製生酮乳製品

　　乳製加工品大部分都含有較高的蛋白質以及乳糖，基本上不建議無限制地使用，再加上加工品多少都會有添加物，因此還是建議大家自己動手做。椰奶克菲爾優格、酸奶油、希臘優格等都含有乳酸菌，適量攝取對身體很好的！

　　至於起司，通常我會選擇味道淡雅的馬扎瑞拉起司或高登起司片，搭配生菜清爽不搶戲，是方便取得的營養補充品。

專家重點提醒

張誠徽醫學顧問 為什麼不吃乳製品，卻可以吃奶油？

　　牛奶中含有許多種容易引起過敏的蛋白質，其中以酪蛋白（casein）、α-乳蛋白素（alpha-lactalbumin）及β-乳球蛋白抗體（beta-lactoglobulin）為部分最主要的過敏原。酪蛋白是一種熱穩定過敏原。

　　酪蛋白是一種大分子蛋白質，必須經過人體酵母水解後，才能將其大分子分解為細小分子（胺基酸），如果酵素分泌不足或是無法進行正常的分解時，這些未分解完成的蛋白質分子就會滲入腸道內微血管，刺激免疫系統產生抗體，蛋白質與抗體結合成的免疫複合體，就會隨著血液竄到身體各器官，而可能在身體任何部位駐紮，長久下來，便形成類似慢性發炎的情況，影響身體的健康。它所造成的病症就可能是腹痛、蕁麻疹、氣喘、腫脹、濕疹、嘴唇或口腔發癢、喉嚨發癢或緊緊的、呼吸困難、血壓降低等。

　　對過敏最安全的乳製品是奶油，因為裡面幾乎沒有酪蛋白。

起司料理

番茄起司青醬沙拉

〔5分鐘快速料理 | 植物五辛+奶素〕1人份

餐點形式：副食　料理準備時間：5分鐘　使用工具：無

熱量	碳水化合物	脂肪	蛋白質
431卡	6g（5%）	39g（80%）	16g（14%）

材料

番茄100g

新鮮馬扎瑞拉起司切片

青醬 P112 30g

作法

① 番茄、起司切成數量一樣的薄片。

② 層疊擺放在盤子上，淋上青醬就完成了。

高達起司片芝麻葉卷

〔5分鐘快速料理 | 奶素〕人份

餐點形式：副食　料理準備時間：5分鐘　使用工具：無

熱量	碳水化合物	脂肪	蛋白質
578卡	5g（3%）	67g（83%）	25g（14%）

材料

高達起司片1包

芝麻葉100g

油醋醬 P106 30g

作法

用高達起司將芝麻葉捲起，沾油醋醬食用。

DIY乳製品

「低蛋白」椰奶優格

全素 4人份

材料

椰奶800g

克爾菲菌粉（或各式優酪菌粉）1包

作法

① 取一個1000ml消毒過的玻璃罐，倒入椰奶及克爾菲菌粉搖均勻。

② 放置在家中溫暖處16～24小時，待呈現類似布丁凝固的狀態就完成，可放冰箱冷藏。

優油藍莓椰奶優格杯

全素 1人份

材料

椰奶優格150ml

藍莓6~7顆

橄欖油30ml

作法

① 將椰奶優格倒入杯中。

② 放上藍莓，淋上橄欖油即可。

自製希臘優格

全素 1人份

材料

椰奶優格200g

咖啡濾紙、濾杯

作法

將優格倒入咖啡濾紙內，等待約1小時，濾出乳清後就完成了！

自製酸奶油

全素 2人份

材料

椰奶優格50g

鮮奶油200g

作法

① 自製優格與鮮奶油攪拌均勻。

② 放置在家中溫暖處16～24小時，待呈現類似布丁凝固的狀態就完成，可放冰箱冷藏。

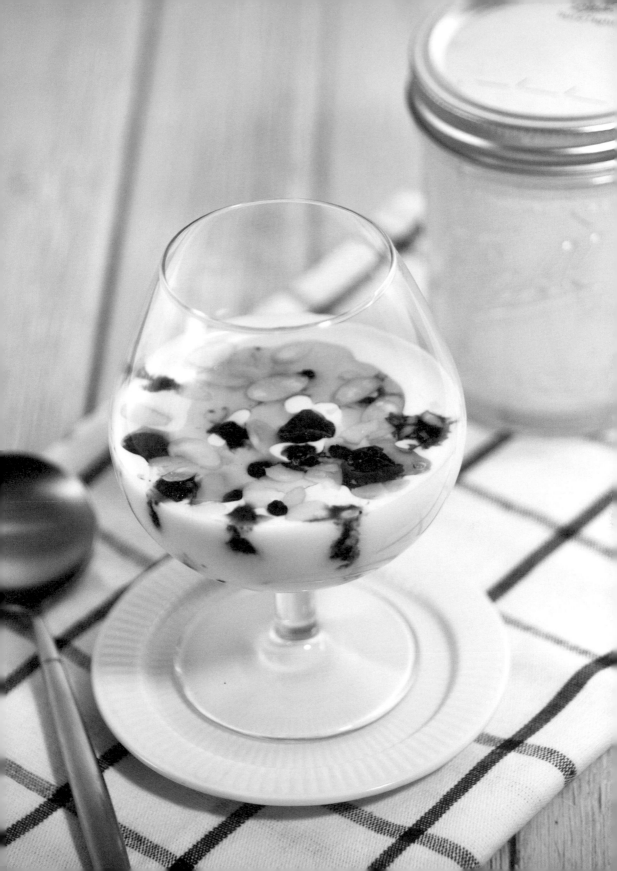

Part 5

誰說生酮不能吃甜甜

Chapter 16

生酮甜點必備食材、器具

對於初次接觸烘焙的朋友來說，生酮甜點的確是有一些難度的，因此我建議生酮的朋友們可以從比較初階的「舒芙蕾鬆餅」、「瑪德蓮」、「卡士達慕斯」開始入手，再來嘗試「戚風蛋糕」、「杯子磅蛋糕」，待稍有經驗才來挑戰「檸檬塔」、「巧克力塔」！

做甜點需要的基本器具

手持攪拌機	均質機	數字型電子秤	料理鋼盆（最好備上兩個）
橡皮刮刀	戚風蛋糕模型	瑪德蓮蛋糕模	慕斯模型
塔圈	蛋糕用紙杯	擠花袋	花嘴
桿麵棍	烤箱	銅鍋	

生酮甜點必備材料

羅漢果糖（或赤藻醣醇）	烘焙用杏仁粉	100%純可可粉（花花習慣用法芙娜）	100%可可膏（花花習慣用法芙娜）
無鋁泡打粉	鮮奶油（花花習慣用伊斯妮）	無鹽發酵奶油（花花習慣用伊斯妮）	

由於甜點的製作份量、操作流程都需要謹慎、精準、不容出錯，有時失之毫釐差之千里，辛苦半天卻得到失敗的作品，可是會很沮喪的！因此建議大家要非常詳細閱讀兩次食譜，備妥所有器具跟材料才開始操作，以免手忙腳亂，提高失敗率。

Chapter 17

AMAZING的生酮甜蜜滋味

　　基本上，花花還是建議大家，生酮初期的三個月儘可能不要吃甜食，以戒斷糖癮！張誠徽醫學顧問也提到，攝取糖會導致胰島素濃度升高，阻礙脂肪的分解，而代糖雖然在化學上不會影響胰島素，但實驗證明代糖仍會增加其他食物對胰島素的刺激程度，依舊會影響脂肪的分解。待過了最初的三個月，若偶爾遇到生日或真的難以忍耐的時候，就可以參考DIY花花為大家所設計，符合高脂肪、低碳水化合物的幾道甜點，盡可能在享受的同時多補充好油！

　　最後還是提醒大家，雖然花花設計的這幾款甜點碳水化合物都不高，但享用時還是要注意自己一天能夠容許的碳水化合物量，例如：舒芙蕾雖然一份只有8g的碳水化合物，但如果一天吃10份就有80g的碳水化合物，依然會超標，建議大家當做解饞，淺嚐即止就好。

檸檬瑪德蓮

入門|蛋奶素 12個

餐點形式：甜點　料理準備時間：60分鐘

使用工具：鋼盆、橡皮刮刀、瑪德蓮模

熱量	碳水化合物	脂肪	蛋白質
1570卡	23g（6%）	152g（85%）	36g（9%）

材料

奶油110g

杏仁粉100g

赤藻醣醇55g

泡打粉3g

檸檬皮屑5g

蛋110g

作法

1. 烤箱預熱上火攝氏180度、下火攝氏210度。
2. 融化奶油備用。
3. 將蛋打散，加入融化奶油打勻。
4. 檸檬皮屑、赤藻醣醇、泡打粉、杏仁粉混合均勻，倒入奶油蛋汁裡攪拌均勻。
5. 擠進瑪德蓮的模型內（大約九五分滿），烘烤約15分鐘。
6. 取出放涼就完成了！

Tips

(1)由於杏仁粉沒有筋性，所以成品不會有可愛的肚子……

(2)我很不愛吃甜食，因此糖量（赤藻醣醇）很低，嗜甜者可以增加。

(3)喜歡可可粉香氣的，可以放涼後再撒上。

(4)這類奶油量超高的點心都很能放，放10天也沒問題，建議放隔天最好吃！

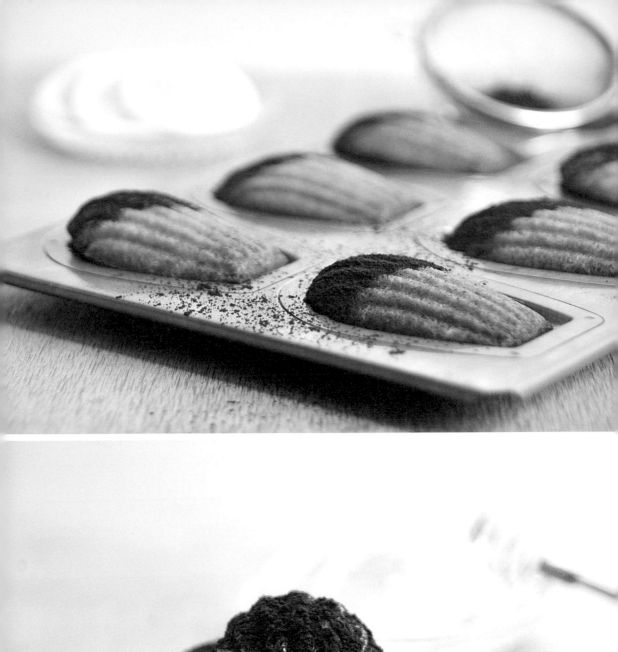
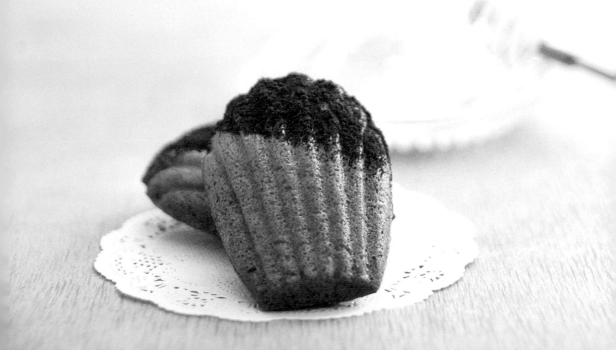

覆盆莓卡士達慕斯

入門 | 蛋奶素 8個

餐點形式：甜點　料理準備時間：含冷藏3小時

使用工具：鋼盆、橡皮刮刀、幕斯圈

熱量	碳水化合物	脂肪	蛋白質
1081/8卡	20/8g（8%）	103/8g（83%）	3/8g（9%）

*單個

材料

覆盆莓100g

鮮奶油250ml

香草莢1支

蛋黃3個

赤藻醣醇40g

吉利丁3片

作法

❶ 吉利丁用冰塊水泡軟，覆盆莓打成糊狀備用。

❷ 鮮奶油、香草莢煮滾備用。

❸ 蛋黃加赤藻醣醇打勻，將作法❷的鮮奶油香草醬慢慢的分次沖入蛋黃內拌均勻（不能一次沖，蛋黃會熟就成了蛋花湯）。

❹ 將材料繼續加熱到攝氏75度，放入吉利丁片融化均勻（過程中要用刮刀不斷攪拌，避免鍋底燒焦），就是卡士達慕斯。

❺ 取出¼的卡士達慕斯加入覆盆莓糊拌勻。

❻ 用家中的小玻璃杯為裝盛容器，先倒¾的卡士達慕斯，放冰箱20分鐘。

❼ 取出後再倒入覆盆莓卡士達糊，再送冷藏2小時，就可以享用了。

TIPS

(1)這個配方我做成8個小慕絲，一天吃一個，才不會破表！

(2)其實我從頭到尾只吃了半個，其他都被小孩吃光了……。

(3)倒入滾鮮奶油的時候速度要慢，否則一不小心就成了一鍋蛋花。

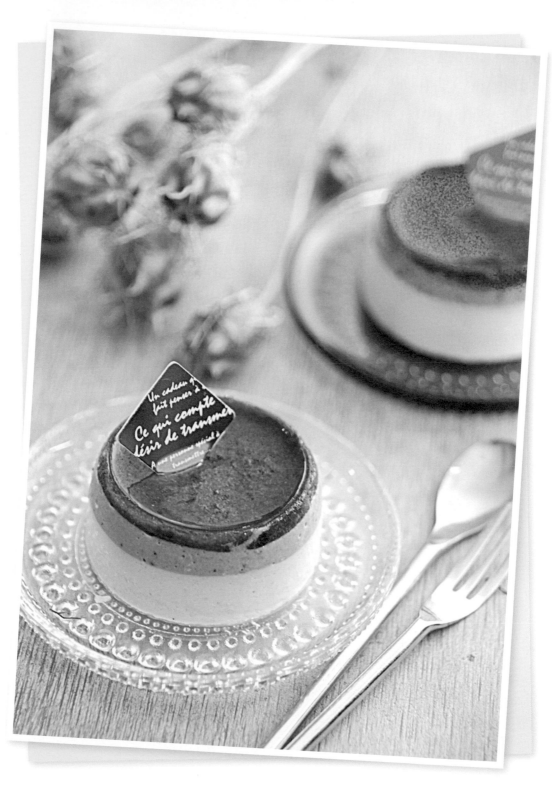

如雲朵般輕柔的舒芙蕾鬆餅

入門｜蛋奶素 1人份

餐點形式：甜點　料理準備時間：1小時　使用工具：手持攪拌機、鋼盆、不沾鍋、鍋鏟

熱量	碳水化合物	脂肪	蛋白質
219卡	5g（9%）	18g（75%）	8g（16%）

材料
蛋白35g
杏仁粉20g
鮮奶油25g
赤藻醣醇8g

裝飾材料
打發鮮奶油
進口草莓
藍莓
巧克力

作法
1 將蛋白打到成白色粗泡狀，加入8g赤藻醣醇，高速打到硬性發泡（即鍋子反轉不會掉下來的程度）。
2 杏仁粉加入鮮奶油拌勻。
3 將杏仁奶油糊倒進蛋白裡，輕柔攪拌均勻，這個步驟要小心，太粗魯的話蛋白會消泡，那就沒法讓鬆餅蓬鬆像雲朵了！
4 不沾鍋加熱滴上少許油後再用紙巾擦均勻，將麵糊隨意地分三份倒進鍋中，儘可能輕巧一點，別讓麵糊消泡了！
5 滴上5cc的水在鍋邊沒有麵糊的地方，蓋上鍋蓋小火煎3分鐘，時間到了翻面再蓋鍋蓋煎2分鐘。
6 快速盛盤後，擠上打發鮮奶油，撒上草莓、藍莓，如果要更高級點再淋上用熱水溶化的100%巧克力就可以趕緊享用了唷！

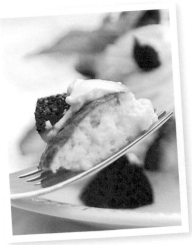

法式奶油霜

初階｜蛋奶素 6個蛋糕份量，97%左右都是脂肪

材料
奶油225g
可可粉12g

義式蛋白霜

蛋白40g
赤藻醣醇60g
水20g

作法
1 奶油室溫放軟。
2 蛋白先打到三分發，同時將赤藻醣醇和水一起加熱到攝氏118度。
3 將糖漿倒入蛋白中，打到熱度消失就完成了義式蛋白霜！
4 將義式蛋白霜、可可粉和奶油一起攪打到滑順出現光澤。
5 裝進擠花袋裡即可。

TIPS

(1)義式蛋白霜在小份量的時候非常不容易控制，所以無烘焙經驗者可能會比較挫折。

(2)夏天溫度太高，擠花時速度要快，否則奶油會一邊融化，最後攤成一片，甚至油水分離不成形。

(3)這個配方可以擠6個蛋糕，剩下來的可以直接冰在冷藏，會類似冰淇淋的口感，十分有趣而且美味到很不像話──無法無天的地步！

(4)它的主成分就是奶油，所以奶油用品質好一點，愈好的奶油做起來愈好吃（還可以補油）。

軟綿有彈性的戚風蛋糕

(入門|蛋奶素) 14cm戚風烤模1個

餐點形式：甜點　料理準備時間：60分鐘

使用工具：手持攪拌機、鋼盆、橡皮刮刀、烤箱、戚風蛋糕模

熱量	碳水化合物	脂肪	蛋白質
1025卡	15g（6%）	93g（81%）	34g（13%）

*單個

材料

蛋白3個

蛋黃3個

赤藻醣醇23g

橄欖油35ml（是ml，
不是克！）

鮮奶油40g

杏仁粉60g

裝飾

打發鮮奶油

草莓（有理論說不能吃，
我是為了拍照放的）

藍莓

融化純巧克力適量

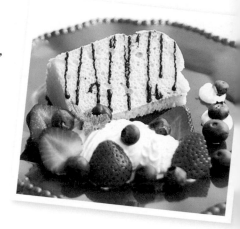

作法

① 烤箱預熱攝氏190度。

② 杏仁粉用食物調理機打得更細（如果沒有就算了）。

③ 蛋黃打到呈現淡黃色，加入冷壓初榨橄欖油高速打到顏色更淡，呈現濃稠
狀，加入鮮奶油低速打勻。

④ 將杏仁粉加入蛋黃糊內，攪拌均勻無顆粒。

⑤ 以中速打蛋白1分鐘，下赤藻醣醇打到全發（把鍋子倒過來不會掉下來）。

⑥ 將蛋白分三次放入蛋黃糊中，用刮刀輕柔地攪拌，尤其是最後的蛋白放入蛋
黃糊中，特別要輕一點，儘可能不破壞氣泡！

⑦ 將粉糊放入烤模中，輕敲烤模，放入烤箱中烤28～30分鐘。

⑧ 出爐後立刻倒置放涼，放到全涼之後才脫模。

⑨ 切片後擠上鮮奶油，以巧克力、莓果裝飾就大功告成了！

巧克力榛果杯子磅蛋糕

入門 I 蛋奶素 直徑5公分杯子蛋糕3個

餐點形式：甜點　料理準備時間：2.5小時

使用工具：鋼盆、橡皮刮刀、手攪拌器、蛋糕紙杯、擠花袋、花嘴

熱量	碳水化合物	脂肪	蛋白質
2816/3卡	28/3g（6%）	288/3g（91%）	35/3g（5%）

*單個

材料

奶油70g

赤藻醣醇35g

全蛋60g

杏仁粉76g

法芙娜100%可可粉10g

無鋁泡打粉1.5g（可以不加，但奶油要確實打發）

作法

1 奶油打成羽毛狀（拉起來邊邊呈現細細尖角柔軟的樣子），加入赤藻醣醇打發。

2 全蛋分三次加入打到均勻。

3 將杏仁粉、可可粉、泡打粉倒入，用刮刀切拌的方式攪拌均勻。

4 放入擠花袋內，擠進杯子裡，大約六分滿。

5 放入攝氏180度烤箱烘烤25分。

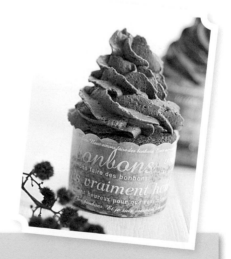

TIPS

磅蛋糕建議放置隔天奶油和杏仁粉味道融合再享用，會更好吃。

如夏天般陽光的檸檬塔

(進階|蛋奶素) 10個5.5公分無底塔圈份量

餐點形式：甜點　料理準備時間：3小時　使用工具：均質機、桿麵棍、塔圈、
擠花袋、花嘴、橡皮刮刀、手持攪拌機、鋼盆

熱量	碳水化合物	脂肪	蛋白質
453卡	4g（4%）	47g（91%）	6g（5%）

*單個

塔皮材料

奶油50g

赤藻醣醇5g

全蛋液30g

杏仁粉烘焙用160g

檸檬奶餡材料

蛋120g

檸檬汁60g

檸檬皮屑1顆

赤藻醣醇80g

奶油160g

吉利丁片1片

塔皮作法

① 奶油、赤藻醣醇、全蛋液打到全部融合呈現羽毛狀（拉起來邊邊呈現細細尖
　角柔軟的樣子）；加入杏仁粉攪拌均勻。

② 將杏仁麵團放在烘焙紙上，再以另一張烘焙紙蓋上，用桿麵棍桿至約2mm
　厚，放冷凍庫1小時。

③ 取出後以塔圈蓋出塔底圓形，移至放有烘焙烤布的烤盤上，再切出1公分寬的
　長條狀圍塔皮的邊，稍微整理讓底部與邊黏合。

④ 底部戳上十數個洞透氣，讓烘烤時不會突起，放入預熱攝氏200度烤箱中。

⑤ 烘烤8分鐘時，將澎起的塔底壓平，續烤8分鐘後，取出放涼備用。

檸檬奶餡作法

① 吉利丁片放入冰塊中泡軟。

② 將檸檬汁、蛋、檸檬皮屑、赤藻醣醇放入銅鍋之中，先以手持攪拌機打勻。

❸放在爐上中火加熱到攝氏82度，邊煮邊用橡皮刮刀攪拌，避免沾鍋燒焦。

❹將吉利丁片放入攪拌融化均勻，放涼至攝氏28度。

❺將奶油切成小丁，放入已降溫的奶糊內，用均質機打至有亮度。

❻灌入放有圓形8mm擠花嘴的擠花袋中備用。

組合方式

❶將檸檬奶餡擠入塔皮內，以刮刀刮平，放冰箱稍微冷藏5分鐘。

❷再次取出從中間開始擠小泡泡，中間1顆外圈6顆。

❸刨上適量檸檬皮屑裝飾，放入冰箱冰到隔日，讓檸檬奶餡熟成後風味更佳！

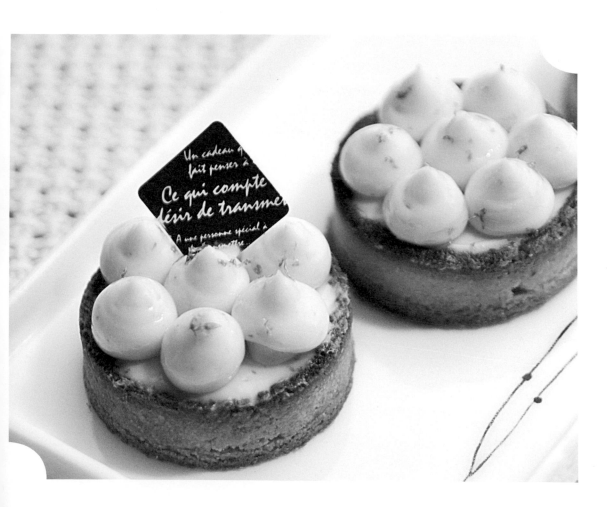

貴氣奢華香草伏特加玫瑰生巧克力塔

進階 | 蛋奶素 5個5.5cm無底塔圈的量

餐點形式：甜點　料理準備時間：3小時

使用工具：銅鍋、橡皮刮刀、桿麵棍、烤箱、塔圈、擠花袋、花嘴

熱量	碳水化合物	脂肪	蛋白質
359卡	6g（7%）	34g（85%）	7g（8%）

材料
伊斯妮鮮奶油50g

香草伏特加 8g

奶油 12g

法芙娜100%純苦巧

克力磚50g

赤藻醣醇8g

塔皮材料
奶油25g

赤藻醣醇3g

全蛋液15g

杏仁粉烘焙用80g

作法
1. 巧克力、奶油退冰至常溫。
2. 將巧克力放在小銅鍋內，下方墊一塊浸濕熱水的抹布保溫，鮮奶油放進微波爐中加熱到滾（約25秒），將滾熱的鮮奶油倒入銅鍋中，順時針輕柔攪拌至滑順光亮。
3. 將香草伏特加倒入攪拌均勻。
4. 將溶化的赤藻醣醇加入攪拌均勻，下奶油攪拌至溶化。
5. 塔皮作法同檸檬塔塔皮。
6. 將生巧克力奶油餡擠入塔皮內。

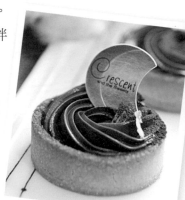

TIPS

(1)巧克力是個很「九怪」的東西，建議一定要用銅鍋保溫，下方墊浸濕熱水的布，但溫度不能過高。

(2)每一個步驟都要輕柔，不要將氣泡和進巧克力中。

(3)怕麻煩的話，不用擠花，酮學可以將巧克力直接倒入鋪有保鮮膜的方淺盤中，放置冰箱變硬後切塊，一次吃一小塊，超級滿足又可以補油！

Smile 73

Smile 73